Sara Yesenia Salvatierra Almeida

Signification de la coloration au bleu d'Alcian

Sara Yesenia Salvatierra Almeida

Signification de la coloration au bleu d'Alcian

ScienciaScripts

Imprint
Any brand names and product names mentioned in this book are subject to trademark, brand or patent protection and are trademarks or registered trademarks of their respective holders. The use of brand names, product names, common names, trade names, product descriptions etc. even without a particular marking in this work is in no way to be construed to mean that such names may be regarded as unrestricted in respect of trademark and brand protection legislation and could thus be used by anyone.

Cover image: www.ingimage.com

This book is a translation from the original published under ISBN 978-3-8417-5824-8.

Publisher:
Sciencia Scripts
is a trademark of
Dodo Books Indian Ocean Ltd. and OmniScriptum S.R.L publishing group

120 High Road, East Finchley, London, N2 9ED, United Kingdom
Str. Armeneasca 28/1, office 1, Chisinau MD-2012, Republic of Moldova, Europe
Printed at: see last page
ISBN: 978-620-6-23979-6

Copyright © Sara Yesenia Salvatierra Almeida
Copyright © 2023 Dodo Books Indian Ocean Ltd. and OmniScriptum S.R.L publishing group

TABLE DES MATIÈRES

Chapitre 1   7

Chapitre 2   13

Chapitre 3   54

Chapitre 4   57

Chapitre 5   63

Chapitre 6   71

DÉDICACEUR

A Dieu qui est mon créateur et l'essence de tout ce qui entoure ma vie.

À ma mère, pour son soutien constant, sa compréhension et sa qualité d'artisan.

Et à tous ceux qui ont collaboré directement ou indirectement

Pour atteindre cet objectif.

MERCI

À l'Université de Guayaquil, Faculté pilote d'odontologie, pour avoir fourni la formation académique nécessaire à la réalisation de cet accomplissement.

Mauricio Barcos Echeverria, tuteur, pour sa participation et ses conseils dans l'élaboration de cette thèse.

À tous ceux qui, par leurs suggestions, m'ont permis de savoir comment décider et agir en accord avec mes principes et mes valeurs, m'aidant ainsi à rester inébranlable dans la réalisation de cet objectif.

RÉSUMÉ

Le cancer gastrique et les lésions prémalignes constituent un pourcentage élevé de morbidité et de mortalité dans le monde, en particulier dans les pays en développement. L'objectif de cette recherche est de déterminer l'efficacité de la méthode du bleu alcian dans les lésions prémalignes à partir de biopsies gastriques de patients traités à l'hôpital universitaire de Guayaquil en 2012. Il s'agit de l'une des techniques histochimiques les plus reconnues pour distinguer les mucines acides, les mucines sulfatées (coloration bleu roi) et les mucines non sulfatées (coloration bleu pâle). Sur la base des informations recueillies, l'étude a montré que sur les 300 patients ayant reçu un diagnostic présumé de lésions gastriques précancéreuses, 38 % étaient des femmes et 62 % des hommes, avec une incidence plus élevée chez les hommes. Résultats : 105 échantillons ont été confirmés avec une métaplasie intestinale complète et incomplète chez 28 patients avec un pourcentage de 27% avec un diagnostic de métaplasie intestinale complète, 14 patients avec un pourcentage de 13% avec une métaplasie intestinale incomplète et 63 patients avec un pourcentage de 60%. Selon les études, les lésions pré-malignes de métaplasie gastrique sont plus fréquentes chez les patients âgés de 30 à 80 ans, avec une prévalence plus élevée chez les patients âgés de 40 à 49 ans, avec un pourcentage de 30%. En conclusion, sur les 300 patients, 105 ont été diagnostiqués avec une métaplasie, 118 n'avaient pas de lésions gastriques prémalignes et 77 étaient positifs pour le diagnostic de cancer gastrique.

MOTS CLÉS :

Prémaligne, Alcian METAPLASIE, biopsie, sulfomucines, carcinome, dysplasie.

RÉSUMÉ

Le cancer gastrique et les lésions prémalignes constituent un pourcentage élevé de morbidité et de mortalité dans le monde entier, en particulier dans les pays en développement, le but de cette recherche est de déterminer l'efficacité de la méthode Bleu Alcian dans les lésions prémalignes des biopsies gastriques des patients traités à l'hôpital universitaire de Guayaquil en 2012. qui permettra un traitement clinique et / ou chirurgical approprié diagnostiqué par type de lésion, c'est l'une des techniques histochimiques amplicamente les plus reconnus lorsque vous voulez distinguer sulfaté acide mucine mucine coloration tissulaire bleu royal et bleu pâle non sulfatée. Sur la base des informations recueillies, l'étude a révélé que sur les 300 patients ayant reçu un diagnostic présumé de lésions gastriques précancéreuses, 38 % étaient des femmes et 62 % des hommes, avec une incidence plus élevée chez les hommes. Résultats : nous avons obtenu 105 échantillons confirmés avec une métaplasie intestinale complète et incomplète chez 28 patients avec un pourcentage de 27% avec un diagnostic de métaplasie intestinale complète, 14 patients avec un pourcentage de 13% avec une métaplasie intestinale incomplète et 63 patients avec un pourcentage de 60%. Les études sur les lésions pré-malignes de la métaplasie gastrique sont plus fréquentes chez les patients âgés de 30 à 80 ans, qui ont une prévalence plus élevée chez les patients âgés de 40 à 49 ans avec un pourcentage de 30%. En conclusion sur les 300, 105 ont été diagnostiqués avec une métaplasie, 118 n'avaient pas de lésions gastriques prémalignes et dans 77 cas positifs pour le diagnostic de cancer gastrique.

MOTS CLÉS :
Prémaligne, Alcian MÉTAPLASIE, biopsie, sulfomucines carcinome, dysplasie.

INTRODUCTION

Le cancer gastrique est la tumeur la plus fréquente du système digestif. L'Équateur, ainsi que d'autres pays d'Amérique latine (Chili, Costa Rica, Colombie), présente une incidence élevée de ce néoplasme, qui n'est dépassée que par le Japon. Malheureusement, la grande majorité des tumeurs sont diagnostiquées à un stade avancé, ce qui appauvrit le pronostic. D'où l'urgence de diagnostiquer le cancer gastrique à un stade précoce, afin d'améliorer le pronostic, en atteignant un taux de survie de plus de 90 % à 5 ans.

La nature du problème réside dans l'absence de détection précoce ou dans l'utilisation de méthodes non spécifiques telles que celle mentionnée ci-dessus pour la détermination des lésions malignes et pré-malignes spécifiquement dans l'estomac.

La présente étude s'appuie sur 600 cas de biopsies gastriques, dans lesquelles la coloration au bleu alcian a été appliquée à 300 échantillons gastriques de patients âgés de 30 à 80 ans avec un diagnostic présumé de lésions gastriques précoces, ce qui a donné 105 cas de lésions gastriques précoces entre métaplasie intestinale complète et incomplète, métaplasie intestinale complète, métaplasie intestinale incomplète, et 77 cas de cancer gastrique positif.

L'objectif de la présente étude est de déterminer l'efficacité de la méthode du bleu alcian dans les lésions précancéreuses des biopsies gastriques des patients traités à l'hôpital universitaire de Guayaquil en 2012.

Chapitre 1

1. ÉNONCÉ DU PROBLÈME

1.1 IDENTIFICATION DU PROBLÈME

La MGI est très fréquente, avec une prévalence d'environ 25 % de la population générale dans les pays occidentaux. Aux États-Unis, la prévalence a été estimée entre 13 et 50 % de la population générale lors d'une biopsie gastrique de routine avec une vision endoscopique normale. Par conséquent, bien que la MIG puisse être considérée comme une importante lésion prémaligne, elle n'est pas une cause majeure de cancer gastrique.

D'un point de vue étiologique, on sait que la plupart des cas de MIG sont liés à une gastrite chronique active associée à Helicobacter Pylori, car au fil du temps, la gastrite chronique active est remplacée par des zones d'atrophie gastrique qui contiennent généralement de la MIG.

Alors qu'il est peu probable que la gastrite atrophique seule entraîne un risque de cancer gastrique chez un individu, dans le sous-type intestinal du cancer gastrique, la MIG peut faire partie d'une séquence suivie d'une dysplasie et finalement d'un adénocarcinome, comme dans le cas de l'œsophage de Barrett.

Ce problème a un impact transcendantal, puisque la métaplasie intestinale de type III est une lésion précurseur de la malignité gastrique. Certains l'inscrivent même dans un processus évolutif qui va de la gastrite superficielle chronique, puis de la gastrite diffuse chronique à la gastrite multifocale atrophique chronique avec apparition d'une métaplasie intestinale.

Celui-ci, à son tour, est d'abord de type I complet, puis de type II incomplet jusqu'à atteindre le type III incomplet.

1.2 DESCRIPTION DU PROBLÈME

Si l'on y réfléchit, la différenciation correcte entre un type de métaplasie et l'autre au moment du diagnostic est d'une importance vitale, car elle pourrait être extrêmement utile pour identifier les sujets présentant un risque élevé de transformation maligne.

À cela s'ajoute le fait que notre pays se situe dans le groupe des pays où l'incidence du cancer gastrique est élevée.

Il est très intéressant de connaître l'incidence de la métaplasie intestinale dans un pays comme le nôtre, car cela pourrait permettre d'identifier la population à risque de développer des tumeurs gastriques malignes et d'assurer une méthodologie pour le suivi des patients correctement diagnostiqués à l'aide de la méthode appropriée, dans ce cas avec la coloration au bleu Alcian.

1.3 FORMULATION DU PROBLÈME

Comment la coloration au bleu alcian affecte-t-elle l'identification des lésions métaplasiques dans le diagnostic des lésions précancéreuses dans les biopsies gastriques des patients traités à l'hôpital universitaire de Guayaquil. 2012."

1.4 DÉLIMITATION DU PROBLÈME

Thème : "Importance de la coloration au bleu alcian dans l'identification des lésions métaplasiques dans le diagnostic des lésions précancéreuses dans les biopsies gastriques des patients traités à l'hôpital universitaire de Guayaquil. 2012."

Objet de l'étude : coloration au bleu alcian dans l'identification des lésions métaplasiques.

Champ d'action : diagnostic des lésions précancéreuses dans les biopsies gastriques des patients traités à l'hôpital universitaire de Guayaquil. 2012."

Lieu : Hôpital universitaire de Guayaquil.

Domaine : Postgraduate

Période : 2012

1.5 QUESTIONS DE RECHERCHE

Quelle est l'importance de la méthode de coloration au bleu alcian dans l'identification des lésions métaplasiques ?

Qu'est-ce qu'une lésion métaplasique ?

Quelle est l'importance du diagnostic des lésions précancéreuses ?

Qu'est-ce qu'une biopsie gastrique ?

Combien de patients ont été examinés à l'hôpital universitaire de Guayaquil. 2012 avec un diagnostic de lésions précancéreuses dans les biopsies gastriques ?

1.6 OBJECTIFS DE LA RECHERCHE

1.6.1 OBJECTIF GÉNÉRAL

Déterminer l'efficacité de la méthode du bleu alcian dans les lésions précancéreuses des biopsies gastriques des patients traités à l'hôpital universitaire de Guayaquil en 2012.

1.6.2 OBJECTIFS SPÉCIFIQUES

Identifier la corrélation entre le diagnostic histopathologique et la coloration au bleu alcian à pH 0,5 dans la différenciation de la métaplasie intestinale complète et de la métaplasie intestinale incomplète.

Décrire la coloration au bleu Alcian comme méthode d'identification des lésions gastriques précancéreuses telles que la métaplasie intestinale complète et incomplète pour la prévention du cancer gastrique.

Préparer la feuille de collecte de données pour enregistrer par âge et par sexe les patients chez qui une biopsie gastrique a été effectuée et une coloration au bleu alcian a été utilisée.

1.7 JUSTIFICATION DE LA RECHERCHE

Commodité

Les données épidémiologiques et cliniques ont toujours été utiles à la recherche médicale scientifique, car elles fournissent des détails importants qui nous aident à concentrer notre attention sur les groupes qui présentent le plus de facteurs de risque de développer une pathologie spécifique, dans ce cas particulier, le cancer.

Compte tenu de ce qui précède, il est important de connaître non seulement les données mondiales, mais aussi les données locales sur la fréquence et les groupes de notre population qui sont touchés par cette grande épidémie du siècle, le cancer gastrique, qui continue de menacer de s'étendre.

En Équateur, les problèmes de santé infectieux et carentiels restent importants, mais ce qui est frappant dans cette situation, c'est que le personnel de santé constate de plus en plus une augmentation de l'incidence du cancer dans notre pays, qui touche plus fréquemment ces groupes qui présentent d'importantes comorbidités.

Pertinence sociale

Cette étude fournit une évaluation intéressante des résultats des patients traités dans cette institution, qui comprend la grande majorité des patients en oncologie de l'hôpital Teodoro Maldonado Carbo.

Actuellement, le Comité équatorien multisectoriel contre le cancer (CEMCANCER) a été formé, un organe de gestion qui intègre diverses institutions, publiques, privées et de la société civile, sous la direction du ministère de la santé publique, dont l'objectif est la participation coordonnée des capacités techniques installées dans les différentes entités, cherchant à canaliser la mise en œuvre de diverses lignes stratégiques de la politique nationale de réponse efficace à la lutte contre le cancer, adaptée à la réalité de notre pays et générant une gestion axée sur les résultats avec la contribution de tous ses acteurs.

Selon l'Organisation panaméricaine de la santé, en Équateur, le cancer est une maladie dont l'incidence augmente ; c'est la deuxième cause de mortalité générale, après les maladies cardiovasculaires (Ecuador., 2013).

Si l'on tient compte de ce qui précède, cette étude serait bénéfique pour l'institution étudiée, tant pour les médecins traitants, en particulier les médecins généralistes chargés du *triage du* patient lors de la première consultation et donc d'une orientation opportune, sachant localement quelles sont les données qui devraient attirer le plus d'attention ; elle serait également bénéfique pour la population générale qui utilise les ressources humaines et techniques de l'institution, puisqu'elle connaîtrait la réalité des facteurs qui influencent le cancer de l'estomac.

En outre, d'un point de vue statistique et en tant que recherche scientifique, elle profitera à la société équatorienne, puisqu'il s'agit de la première étude de ce type, ce qui permettra de poursuivre la recherche locale au profit de notre société.

Il est nécessaire de faire un diagnostic précoce et efficace avec la coloration au bleu Alcian pour l'identification des lésions métaplasiques dans le diagnostic des lésions précancéreuses dans les biopsies gastriques, de cette façon nous réduirons le taux de mortalité associé aux lésions métaplasiques multiples, les résultats de cette étude seront ordonnés, traités et analysés à l'aide de tableaux et d'outils de mesure.

Faisabilité : il est possible d'accéder à toutes les informations nécessaires pour mener à bien cette recherche, qui sera développée dans le service de pathologie de l'hôpital universitaire de Guayaquil, où je travaille.

Chapitre 2

2. CADRE THÉORIQUE

2.1. LE CONTEXTE

Selon les études de (PARKIN DM, 2002), l'importance et la signification du cancer gastrique dans la santé publique mondiale sont restées inchangées depuis plusieurs décennies en raison de sa mortalité élevée. Bien que le cancer gastrique soit considéré comme le quatrième cancer le plus fréquent dans le monde, avec environ 1 million de personnes diagnostiquées chaque année, il est la deuxième cause de décès par cancer dans le monde, avec plus de 700 000 décès par an, dont au moins deux tiers dans des pays en développement comme le nôtre (HELLER, 2004).

Dans notre pays, les données du Registre métropolitain du cancer de Lima du Centre de recherche sur le cancer "Maes Heller" de l'Institut national des maladies néoplasiques placent le cancer gastrique au premier rang des causes de décès par cancer chez les hommes et au deuxième rang chez les femmes, ce qui le consolide en tant que première cause de décès par cancer pour les deux sexes. Cette mortalité élevée s'explique par le pourcentage important de patients diagnostiqués à un stade avancé de la maladie, avec des fréquences allant jusqu'à 94 % (PAPET, 2004), ce qui entraîne une réduction de la survie. D'autre part, on sait que les premiers stades de ce néoplasme sont asymptomatiques et cliniquement inapparents, ce qui rend la détection précoce difficile.

Face à ce problème, la détection de cette maladie à son stade initial ou précoce, qui la rend susceptible de faire l'objet d'un traitement curatif complet, est une nécessité et une obligation. Bien que dans le domaine clinique, des efforts continus soient faits pour augmenter le pourcentage de diagnostic précoce du cancer de l'estomac avec des outils qui aident à diagnostiquer des lésions néoplasiques de plus en plus petites (mise en œuvre d'améliorations dans la visualisation et l'imagerie des équipements endoscopiques), dans le domaine épidémiologique, le centre d'intérêt de ce problème est orienté vers l'étude des phases initiales de sa genèse afin de déterminer et de caractériser la population la plus à risque pour le développement de ce néoplasme.

À la suite de ces études, on considère que l'adénocarcinome gastrique de type intestinal est généralement précédé d'une séquence d'événements histologiques commençant par une gastrite chronique diffuse et conduisant finalement à l'atrophie gastrique, à la métaplasie intestinale gastrique (GIM) et à la dysplasie (HUMAN, 1992), une séquence dans laquelle l'infection par Helicobacter pylori (HP) est également impliquée à la fois dans l'induction de l'inflammation gastrique et dans la progression des changements néoplasiques.(ASAKA M, 1997)

Cependant, il est désormais admis que cette séquence cancérogène est un processus progressif impliquant de multiples facteurs environnementaux, épidémiologiques et génétiques, dont l'interaction semble influencer non seulement le développement mais aussi la progression de la maladie (DE LA RIVA S, 2004).

Les différences géographiques dans l'incidence, l'évolution et le pronostic de l'adénocarcinome gastrique semblent être liées aux différents facteurs environnementaux auxquels la population est exposée, ce qui suggère l'importance de mener des études épidémiologiques locales.

Parmi les lésions qui font partie de cette séquence cancérigène, la métaplasie intestinale gastrique (MIG) constitue un domaine d'investigation intéressant, car elle est également considérée comme un facteur de risque indépendant prédisant le développement ultérieur d'une tumeur maligne gastrique, en particulier chez les sujets infectés par HP (HSU P, 2007).

D'autre part, bien que la relation entre l'infection à HP et la MIG ait été étudiée, établissant des associations et considérant cette infection comme un facteur de risque important pour la présence de la MIG, cela ne se produit pas dans tous les contextes, de sorte que l'on suppose qu'il existe d'autres facteurs isolés et/ou interagissant avec l'infection à HP dans l'apparition de la MIG (KIM N, 2008) : interaction de facteurs génétiques et environnementaux. Par exemple, certains pays d'Asie et d'Afrique à forte prévalence d'HP ont une faible prévalence de cancer gastrique et de lésions prénéoplasiques, comme l'indique (C., 1992).

Dans notre pays, bien que le cancer gastrique soit l'un des néoplasmes malins ayant le plus grand impact sur la santé publique, peu de recherches ont été menées sur les lésions gastriques prénéoplasiques, y compris la MIG, et les facteurs de risque impliqués dans le développement de cette condition histologique sont inconnus. Enfin, au cours des 20 dernières années, une diminution soutenue (de 80 % à 58,7 %) du taux de prévalence de l'infection à PH a été observée dans les couches socio-économiques moyennes et supérieures (RAMOS, 2006) (RAMIREZ, 2003).

Cette variation s'est accompagnée d'une réduction significative des maladies associées telles que l'ulcère gastroduodénal et l'adénocarcinome gastrique (RAMOS, 2006). Dans ces conditions, on pourrait également s'attendre à une diminution de la fréquence de présentation des lésions prénéoplasiques, y compris la MIG. Cependant, dans la pratique quotidienne, nous observons que cela continue à se produire, et nous pensons donc que d'autres facteurs peuvent être impliqués.

Par conséquent, et compte tenu de la nécessité d'accroître les connaissances dans ce domaine de recherche, nous avons entrepris d'étudier la présence ou l'absence d'association de l'infection à HP comme facteur de risque de MIG, en particulier chez les patients ne présentant pas de maladie gastroduodénale significative, ainsi que d'établir l'existence ou l'absence de cofacteurs concomitants dans le développement de la MIG.

Ces dernières années, on a assisté à un grand essor et à un développement remarquable dans l'amélioration des différentes techniques analytiques et diagnostiques utilisées par les pathologistes dans leur travail quotidien. Cette situation a permis de détecter et de décrire les changements néoplasiques initiaux ou naissants de la muqueuse gastrique, ce qui permet de les diagnostiquer même des années avant l'apparition d'un carcinome à part entière.

D'un point de vue épidémiologique et biologique, une relation significative a été décrite entre la métaplasie intestinale gastrique et le développement du carcinome gastrique, qui est proportionnelle à l'étendue du processus métaplasique et à son phénotype. Lorsque la métaplasie intestinale a un phénotype colique, le risque d'évolution vers un processus malin est plus important que lorsque le phénotype est similaire à celui de l'intestin grêle.

La métaplasie intestinale est définie comme la présence d'un épithélium semblable à la muqueuse intestinale dans un site autre que l'intestin. Ces changements peuvent également être observés dans l'œsophage, mais sont plus fréquents dans la muqueuse gastrique. La genèse du processus n'est pas tout à fait claire ; on a d'abord pensé qu'il s'agissait d'une "régénération défectueuse" des cellules épithéliales perdues sous l'action de divers irritants, postulant ainsi l'existence d'un facteur environnemental responsable de ce défaut ; d'autres chercheurs interprètent ce changement comme une véritable mutation dans la structure de l'ADN.

Le Dr Pelayo Correa, sur la base de ses études menées dans les zones d'endémie du cancer gastrique en Colombie et dans d'autres pays où la prévalence et l'incidence de ce néoplasme sont particulièrement élevées (Chili et Japon), a formulé une séquence ou un continuum biologique selon lequel, dans les zones à risque, divers facteurs (génétiques, environnementaux, alimentaires, etc.) favorisent l'évolution des patients d'une gastrite chronique superficielle vers une gastrite diffuse, puis vers une gastrite chronique atrophique multifocale avec des modifications de la métaplasie intestinale, initialement de type chronique superficielle vers une gastrite diffuse, puis vers une gastrite chronique atrophique multifocale avec des modifications de la métaplasie intestinale.) qui favorisent les patients évoluant d'une gastrite chronique superficielle à une gastrite diffuse, puis présentant une gastrite chronique atrophique multifocale avec des modifications de la métaplasie intestinale, initialement de type complet ou intestin grêle et, par la suite, de type incomplet ou gros intestin, pouvant présenter des modifications dysplasiques de gravité croissante et, enfin, le développement d'un carcinome gastrique de la variante intestinale (R, 2010).

Sur le plan histologique, les types de métaplasie sont différenciés en fonction de leurs aspects morphologiques. Dans la métaplasie intestinale complète ou type intestinal grêle, les cryptes glandulaires tendent à être droites et sont recouvertes de cellules de gobelet et d'absorption matures, avec une bordure en brosse bien définie et des cellules de Paneth à la base des cryptes. Les cellules à gobelet produisent des sialomucines et/ou des sulfomucines, mais il n'y a pas de sécrétion de sulfomucines par les cellules cylindriques.

Dans la métaplasie intestinale incomplète ou métaplasie du gros intestin, les cryptes sont généralement tortueuses ou ramifiées à leur base, ce qui leur donne un aspect notoire d'architecture désorganisée ; en outre, on observe une perte de la bordure en brosse et l'absence de cellules de Paneth. Dans ce type de métaplasie, les cellules à gobelets peuvent sécréter des sialo et/ou des sulfomucines, et les cellules cylindriques sécrètent de façon caractéristique des sulfomucines. En d'autres termes, la différence fondamentale, d'un point de vue histochimique, réside dans la production ou non de sulfomucines par ces cellules cylindriques, en fonction du type de métaplasie présent.

L'incidence de la métaplasie intestinale dans les biopsies gastriques étudiées pour diverses causes se situe entre 23 % et 25 %, le type complet étant plus fréquent (66 %) que le type incomplet (12 %).

Bien qu'en théorie, la classification correcte du type de métaplasie intestinale ne devrait pas poser de difficultés majeures, dans la pratique quotidienne du pathologiste, il s'agit d'un véritable problème, notamment en raison de la tendance à la coexistence de différents phénotypes dans le même échantillon et de la distorsion des détails cytologiques fins pendant le traitement de l'échantillon (WU MS, 2005).

Compte tenu des implications pronostiques et thérapeutiques, la détermination appropriée du type de métaplasie intestinale présente dans une biopsie gastrique est d'une importance vitale. Ce typage devrait être établi plus objectivement sur la base de la détermination des mucosubstances et des enzymes présentes dans le tissu métaplasique et pas seulement sur la base d'une simple évaluation morphologique.

2.2. CONTEXTE THÉORIQUE

2.2.1. LE SYSTÈME DIGESTIF

Le tube digestif est une série d'organes creux qui forment un long tube sinueux allant de la bouche à l'anus. L'intérieur du tube est tapissé d'une membrane appelée muqueuse. Les muqueuses de la bouche, de l'estomac et de l'intestin grêle contiennent de minuscules glandes qui produisent des sucs qui aident à digérer les aliments. Deux autres organes digestifs compacts, le foie et le pancréas, produisent des sucs qui atteignent l'intestin par de minuscules tubes. En outre, certains composants d'autres organes et systèmes (par exemple les nerfs et le sang) jouent un rôle important dans le système digestif.

L'estomac fait partie de notre système digestif et est l'organe qui joue un rôle très important et transcendantal. De manière générale, il est responsable de la transformation des nutriments (vitamines, minéraux, glucides, lipides, protéines et eau) contenus dans les aliments que nous mangeons et nous aide à éliminer les déchets de notre corps.

2.2.2.1 L'estomac

L'estomac est la première partie du tube digestif dans l'abdomen, à l'exclusion de la petite partie de l'œsophage abdominal. D'un point de vue fonctionnel, il peut être décrit comme un réservoir temporaire pour le bol alimentaire avalé jusqu'à son transit intestinal, une fois qu'il est bien mélangé dans l'estomac.

Embryologie : Sa forme et sa disposition doivent être comprises à la lumière de son développement embryonnaire. Au deuxième mois de la vie embryonnaire, l'estomac est d'abord une simple dilatation de l'intestin antérieur. Il subit ensuite une rotation sur un axe longitudinal de telle sorte que le côté gauche de l'estomac devient antérieur et le côté droit devient postérieur (M., 2004).

C'est pourquoi le nerf vague gauche, qui, dans le thorax, descend le long du côté gauche de l'œsophage, passe à une localisation antérieure, tandis que le droit est situé dans l'estomac, dans la partie postérieure. L'estomac présente également une rotation supplémentaire sur un axe antéropostérieur, de sorte que la partie inférieure, par laquelle se poursuit le duodénum, remonte et se trouve placée à droite, sous le foie.

Il faut savoir que dans cette phase de la vie, l'estomac possède un méso dans sa partie postérieure (mésogastre dorsal) et un autre dans sa partie antérieure (mésogastre ventral) qui atteint la première partie du duodénum. Les deux mésos subissent également des rotations antérieures de telle sorte qu'ils déterminent une série de plis dans le péritoine viscéral qui les recouvre. Le mésogastre dorsal forme le grand épiploon (après fusion avec le mésum du côlon transverse), qui détermine la fermeture de la partie inférieure de la transcavité de l'épiploon. Le mésogastre ventral donne naissance au petit épiploon, qui s'étend entre le bord droit de l'estomac et la première partie du duodénum jusqu'au foie et au hile hépatique. Toutes ces relations ont leur équivalent chez l'adulte.

2.2.2.2 Forme de l'estomac et relations

Projection de l'estomac sur la surface du corps

Le cardia se trouve au niveau de la 11e vertèbre dorsale. La chambre à air se projette sur les 6ème, 7ème et 8ème espaces intercostaux, où est percutée une zone de tympanisme appelée espace semi-lunaire de

Traube et le pylore est immédiatement à droite de la ligne xifoumbilique, à peu près à la même distance de l'appendice xiphoïde et de l'ombilic (QUIROZ, 1953).

Emplacement et forme

L'estomac est situé dans la partie supérieure de l'abdomen (épigastre). Le cardia (l'extrémité par laquelle entre l'œsophage) se situe au niveau de la vertèbre T11, tandis que le pylore se situe au niveau de L1. Cependant, il existe des variations considérables d'un individu à l'autre. L'œsophage détermine l'incisure cardiale, qui sert de valve pour éviter le reflux gastro-œsophagien.

À gauche et en haut (sous la coupole diaphragmatique) s'étend le fundus (occupé par l'air et visible sur les radiographies simples), qui se poursuit par le corps, portion allongée qui peut *pendre* plus ou moins dans l'abdomen, puis suivre progressivement un trajet plus ou moins horizontal et à droite, pour se poursuivre par la portion pylorique, constituée de l'antre pylorique et du canal pylorique dont le sphincter pylorique le sépare du duodénum. À cet endroit, la paroi s'épaissit considérablement en raison de la présence d'abondantes fibres circulaires de la couche musculaire formant le sphincter pylorique.

La forme aplatie de l'estomac au repos détermine la présence d'une face antérieure, visible au niveau de l'abdomen, et d'une face postérieure faisant face à la transcavité de l'épiploon (cavité omentale), située en arrière de celui-ci. Elle détermine également la présence d'un bord inférieur (grande courbure) qui est visible au niveau du situs abdominis.

La courbure inférieure de l'estomac est orientée vers le bas et la gauche, et le bord supérieur (courbure inférieure) est orienté vers le haut et la droite. En raison des torsions de l'estomac au cours de la période embryonnaire, la grande courbure prolonge l'estomac avec le grand épiploon (omentum), et la petite courbure avec le petit épiploon (omentum).

La lumière de l'estomac présente des plis muqueux longitudinaux, dont les plus importants sont deux plis parallèles et proches de la petite courbure, formant le canal de l'estomac ou voie gastrique. Les plis diminuent dans le fond de l'estomac et dans la partie pylorique.

2.2.2.3 Fixation et relations

L'estomac possède des systèmes d'attache à ses deux extrémités, qui sont reliées par la petite courbure à travers le petit épiploon (omentum). Au niveau du cardia, le ligament gastrophrénique, dans sa partie postérieure, le relie au diaphragme. Du côté pylorique, il est attaché à la face inférieure du foie par le ligament gastro-hépatique, qui fait partie du petit épiploon (omentum). Ces systèmes d'attache déterminent ses relations avec les autres organes abdominaux. Cependant, en raison non seulement des gyri de l'estomac, mais aussi du développement embryonnaire du foie, les relations de l'estomac sont établies par un espace situé derrière lui, la cavité omentale ou transcavité de l'omentum.

La relation avec le thorax se fait par le diaphragme et le muscle transverse de l'abdomen, la paroi costale, le sinus pleural, le sinus pleural de garde phragmatique et le bord inférieur du poumon gauche, correspond aux cinquième à neuvième côtes et aux parties des espaces intercostaux, ici il y a une sonorité tympanique à la percussion. Cette partie du thorax est appelée espace lunaire de Traube. Son bord supérieur externe, convexe en haut et en dehors, correspond aux cinquième et sixième cartilages costaux. Son bord latéral, presque vertical, s'étend en dehors de la ligne mammaire et descend jusqu'à la côte. Neuvième et dixième (LATARJET, 1996). La limite inférieure correspond au bord costal, de l'appendice xiphoïde à la dixième côte.

Relations avec l'abdomen - La face antérieure de l'estomac, qui est en relation avec la paroi abdominale, a la forme d'un triangle, son nom est le triangle de Labbe, ses limites sont :

- Bord extérieur, le long du bord chondral gauche.
- Bord interne, par le bord du foie.
- Bord inférieur, le long de la ligne de Labbe, allant de la droite à la gauche du neuvième cartilage costal.

Il est également partiellement lié au côlon transverse et à la face postéro-inférieure du foie. La face postérieure de l'estomac correspond à la cavité postérieure de l'épiploon et au foramen épiploïque qui s'étend du bord libre du petit épiploon au hile de la rate, en passant par les feuillets péritonéaux :

- Le pilier gauche du diaphragme.
- Face antérieure du rhinon et glande surrénale gauche.
- Face interne de la rate.
- Face antérieure du pancréas.

Face postérieure de l'estomac - La partie inférieure de la face postérieure de l'estomac est en rapport avec le mésocôlon transverse et les anses de l'intestin grêle. La grande courbure est en rapport avec les artères et les veines gastro-épiploïques droite et gauche. La petite courbure est en rapport avec la onzième vertèbre dorsale et la première vertèbre lombaire, le duodénum, la veine cave inférieure à droite et l'aorte à gauche, en profondeur avec le péritoine. Le bord droit est en contact avec le tronc cœliaque, l'épiploon gastro-hépatique et les artères gastriques droite et gauche (coronaires stromales gauche et droite) ; le bord gauche est en contact avec le côlon transverse et l'épiploon gastro-colique et gastro-esplénique.

2.2.2.4 Macroscopie de l'estomac

En ce qui concerne sa description macroscopique, l'estomac peut être divisé en fundus, body et antrum. Le fundus est considéré comme la coupole de l'estomac, c'est la partie la plus haute de l'estomac, il est mou et distensible, sa partie supérieure se limite au diaphragme et son côté latéral à la rate. Bien que la limite inférieure du fundus gastrique soit considérée de façon imprécise comme un plan horizontal imaginaire qui traverse la jonction gastro-œsophagienne, ce plan établit le bord supérieur du corps gastrique, qui est la plus grande partie de l'estomac, et est l'endroit où il contient le plus grand nombre de cellules pariétales, limitées à droite par la petite courbure et à gauche par la grande courbure (CRISTOPHER, 1988).

Au niveau de l'incisure angulaire, la petite courbure s'angule brusquement vers la droite. Ce point marque la fin du corps et le début de l'antre, qui s'étend jusqu'au pylore. Un autre angle anatomique important est l'angle entre le fond gastrique et le bord gauche de l'œsophage, connu sous le nom d'angle de His.

La plus grande partie de l'estomac est située dans l'hémiabdomen supérieur gauche. La jonction gastro-œsophagienne est normalement située deux à trois centimètres en dessous du hiatus œsophagien du diaphragme, qui correspond imaginairement à la septième articulation chondrocostale, et se trouve un peu au-dessus du plan contenant le pylore.

Sa face antérieure est liée au lobule gauche du foie qui recouvre 70 % de l'estomac, le reste étant recouvert par le diaphragme, la paroi thoracique et abdominale. L'estomac est rattaché en bas au côlon transverse par l'épiploon gastrocolique et en arrière au corps et à la queue du pancréas, à la capsule rénale, à la flexion splénique du côlon, au lobe caudé du foie, aux piliers du diaphragme et aux vaisseaux et nerfs rétropéritonéaux.

Le ligament gastro-hépatique, également connu sous le nom de petit omentum, est de forme laxiste et constitue l'attachement de l'estomac au foie. Le grand épiploon, ou ligament gastrosplénique, relie la grande courbure proximale à la rate.

La jonction œso-gastrique, anatomiquement appelée cardia, avec la paroi abdominale est située à gauche de la dixième vertèbre thoracique, et la jonction gastroduodénale ou pylore est située à droite de la ligne médiane, approximativement au niveau de l'espace intervertébral, entre la première et la deuxième vertèbre lombaire.

2.2.2.5 Régions anatomiques de l'estomac
La terminologie suivante est utilisée :

7. Face arrière   1 Cardias
8. Courbe   2 Fonds

mineur   3 Corps
9. Courbe   4 Antre du
plus   5 Piloro
10. Tubérosité   6 Face avant

2.2.2.6 Constitution histologique

La paroi de l'estomac est constituée des couches caractéristiques de l'ensemble du tube digestif : la muqueuse, la musculeuse, la sous-muqueuse, la musculeuse et la séreuse.

La muqueuse gastrique - la muqueuse de l'estomac est la couche la plus interne. Elle est molle et souple, comme l'indique la rugosité marquée : fovéola gastrique, fosses gastriques, crêtes gastriques, cryptes gastriques. La muqueuse gastrique est formée d'un épithélium qui peut être divisé en épithélium superficiel et épithélium glandulaire (HAM, 1967). L'épithélium superficiel ou épithélium de revêtement est formé de cellules cylindriques, sécrétant du mucus et du bicarbonate, qui se renouvellent complètement toutes les 24-72 heures. Les glandes conduisent à des dépressions de la muqueuse appelées fovéoles gastriques. L'épithélium glandulaire varie en fonction de sa localisation cardiale, fundique ou antrale.

Il présente de multiples plis, crêtes et piqûres, formés par.. :

- Épithélium superficiel : il s'agit d'un épithélium cylindrique simple, qui apparaît brusquement dans le cardia, à la suite de l'épithélium stratifié plat de l'œsophage. Au pôle apical de ces cellules se trouve une épaisse couche de mucus gastrique qui sert de protection contre les substances ingérées et contre l'acide et les enzymes gastriques.
- Glandes cardiaques : situées autour de la jonction gastro-œsophagienne. Les cellules endocrines de leur fond produisent de la gastrine.
- Glandes oxyntiques, gastriques ou fundiques : elles sont principalement situées dans le fundus et le corps de l'estomac et produisent la majeure partie du volume de suc gastrique. Elles

sont très proches les unes des autres, ont une lumière très étroite et sont très profondes. On estime que l'estomac possède 15

des millions de glandes oxymiques, qui sont composées de quatre types de cellules : principales ou zymogènes, oxymiques ou pariétales, muqueuses du cou et endocrines.
• Glandes pyloriques : elles sont similaires aux glandes cardiales et contiennent des cellules muqueuses et endocrines. Ces dernières peuvent contenir divers peptides tels que la gastrine (cellules G) ou la somatostatine (cellules D).
• Propre film
• Couche musculaire muqueuse
• Les cellules qui composent l'épithélium gastrique sont :
• Cellules muqueuses du cou : elles tapissent le cou et se mélangent aux cellules pariétales dans le corps glandulaire, migrant vers la surface au fur et à mesure de leur maturation.
• Cellules oxymétiques ou pariétales : ce sont les cellules qui sécrètent l'acide chlorhydrique et le facteur intrinsèque gastrique. De forme pyramidale, elles sont volumineuses et situées dans le corps glandulaire ; leur cytoplasme est riche en mitochondries et pauvre en réticulum endoplasmique et en appareil de Golgi, le plasmalemme apical forme des canalicules intracytoplasmiques ramifiés dont la surface interne est recouverte de microvillosités qui s'ouvrent dans la lumière glandulaire.
• Cellules principales ou zymogènes : elles sont situées plus profondément et sont 20 fois plus nombreuses que les cellules pariétales ; elles ont une forme prismatique, un réticulum endoplasmique abondant et des granules sécrétoires contenant du pepsinogène.
• Cellules endocrines : situées entre la membrane basale et les cellules principales, qui sont colorées avec des sels de chrome ou d'argent et des techniques immunohistochimiques pour les granules de neurosécrétion. Ces cellules sécrètent des amines biologiquement actives dans le cadre du système neuroendocrinien diffus.

On considère que la surface gastrique présente des reliefs, des hauts, des bas et des micro-reliefs :

- Haut-relief : généralement formé par des plis gastriques mesurant 0,7 mm.
- Le bas-relief : ou relief plat est formé par les zones gastriques qui sont bordées par des sillons. Ces deux éléments dépendent des états fonctionnels et leur présence est donc irrégulière.
- Microrelief : formé par les fovéoles gastriques (fosses gastriques) et les crêtes à la surface de l'épithélium sur la lamina propria.

La muqueuse gastrique est différente dans les diverses sections de l'estomac et est déterminée par le type de glandes gastriques. Ainsi, par exemple, dans la partie verticale de l'estomac proximal, le microrelief présente des glandes de forme tubulo-alvéolaire. Dans la partie horizontale de l'estomac distal : les fovéoles gastriques (ou fosses gastriques) sont plus allongées et les crêtes gastriques sont plus hautes, c'est-à-dire qu'elles forment une zone villositaire, et sont caractérisées par la sécrétion de cellules G (produisant de la gastrine).

Capa Muscularis Mucosae - Couche musculaire légère.

Couche sous-muqueuse : constituée de tissu aréolaire, elle est laxiste et possède un réseau de vaisseaux et de nerfs et, comme son nom l'indique, elle est muqueuse et glaireuse. Elle est constituée de glandes sous-muqueuses et présente le plexus sous-muqueux ou plexus de Meissner qui régule la sécrétion des glandes de la couche muqueuse.

Couche musculaire externe - La couche musculaire est formée de l'intérieur vers l'extérieur par des fibres musculaires obliques, circulaires et longitudinales. Entre ces deux dernières se trouve le plexus myentérique ou plexus d'Auerbach. Il contrôle l'activité des couches musculaires de l'estomac. La couche musculaire gastrique peut être considérée comme le muscle gastrique car grâce à ses contractions, le bol alimentaire se mélange aux sucs gastriques et se déplace vers l'estomac avec des mouvements péristaltiques.

La couche séreuse ou péritonéale enveloppe l'estomac sur toute sa longueur, s'élargissant dans ses courbures pour former le petit épiploon ou épiploon gastro-hépatique, le grand épiploon ou épiploon gastrocolique et l'épiploon gastrosplénique qui se termine à la jonction phrénogastrique.

2.2.2.7 Vascularisation de l'estomac

La vascularisation de l'estomac est abondante, provenant du tronc céphalique par quatre artères, l'artère stomaquique ou coronaire gastrique gauche et l'artère pylorique sur la petite courbure, et l'artère gastro-épiploïque gauche sur la grande courbure (LATARJET MICHEL, 2004).

L'estomac proximal peut être irrigué par l'artère diaphragmatique inférieure et de courts vaisseaux provenant de l'artère splénique. L'artère coronaire stromale est l'artère la plus importante de l'estomac et la plus difficile à exposer lors d'une chirurgie gastrique, ce qui est possible en incisant le tissu laxiste du ligament gastro-hépatique, Son origine se situe au niveau du tronc céphalique et généralement, en atteignant la petite courbure, elle se divise en deux branches, l'une ascendante et l'autre descendante. Il convient de noter qu'il n'est pas rare de trouver (20 %) une artère hépatique gauche aberrante provenant de l'artère coronaire stomaquique et se dirigeant vers le foie, accompagnée par la branche hépatique du vague gauche.

Si cette variante est présente, nous pouvons constater que lorsque la ligature proximale de l'artère coronaire stomaquique est effectuée, nous produisons accidentellement une ischémie du lobe gauche du foie. L'artère pylorique naît de l'artère hépatique commune ou parfois de l'artère gastroduodénale, et ces vaisseaux s'entrecroisent pour former l'arc vasculaire de la petite courbure.

L'artère gastro-épiploïque droite est une branche de l'artère gastroduodénale et naît généralement derrière le pylore, l'artère gastro-épiploïque gauche naît de l'artère splénique, et ces vaisseaux s'entrecroisent pour former l'arcade vasculaire de la grande courbure.

Les connexions anastomotiques entre tous ces vaisseaux assurent dans la plupart des cas la survie de l'estomac.

En général, les veines de l'estomac sont parallèles aux artères. La veine gastrique gauche ou coronaire stromale et la veine gastrique droite se drainent dans la veine porte. La veine épiploïque droite se draine dans la veine mésentérique supérieure, tandis que la veine gastro-épiploïque gauche se draine dans la veine splénique. L'existence de ce réseau anastomotique veineux est démontrée par l'efficacité de la dérivation splénorénale distale utilisée pour décomprimer les varices gastriques et œsophagiennes.

2.2.2.8 Drainage lymphatique

le drainage lymphatique est assuré par des chaînes de ganglions lymphatiques qui courent le long de la grande courbure (nodules gastro-épiploïques droit et gauche et nodules gastriques droit et gauche). Ils sont complétés par les ganglions lymphatiques cœliaque et pylorique. Ces ganglions lymphatiques sont d'une grande importance dans le cancer gastrique et doivent être enlevés en cas d'entérite cancéreuse.

(TORTORA, 2013) L'extirpation se fait en fonction des barrières ganglionnaires, il y a 15 groupes ganglionnaires qui sont :

- **Barrière 1 (N1)** : Correspond aux ganglions périgastriques.

Groupe 1 : cardiaque droit
Groupe 2 : cardiaque gauche
Groupe 3 : courbure mineure
Groupe 4 : courbure supérieure
Groupe 5 : suprapylorique
Groupe 6 : infrapilorique

- **Barrière 2 (N2)** : correspond aux ganglions situés dans les principaux troncs artériels de l'estomac.

Groupe 7 : artère coronaire stomaquique ou gastrique gauche.

Groupe 8 : artère hépatique
Groupe 9 : axe cœliaque
Groupe 10 : hile splénique
Groupe 11 : artère splénique

- **Barrière 3 (N3)** : correspond aux ganglions lymphatiques éloignés de l'estomac.

Groupe 12 : ligament hépatoduodénal
Groupe 13 : rétropancréatique
Groupe 14 : artère mésentérique supérieure
Groupe 15 : artère colique moyenne

La classification par régions de drainage lymphatique a permis, d'un point de vue anatomo-chirurgical, de différencier les interventions chirurgicales de gastrectomies partielles ou totales, Les groupes ganglionnaires N1 et N2, au nombre moyen de 25, sont appelés lymphadénectomie élargie ou systémique, qui, selon la nouvelle classification TNM publiée en mars 1995, est passée de R2 à D2, et la gastrectomie partielle ou totale, qui inclut le niveau 1, est désormais appelée R1 ou D1.

2.2.2.13. Innervation

L'innervation parasympathique de l'estomac se fait par le nerf vague et l'innervation sympathique par le plexus cœliaque. Le nerf vague, dont le noyau est situé dans le plancher du 4e ventricule, traverse le cou avec le faisceau carotidien et pénètre dans le médiastin, où il se divise en plusieurs branches autour de l'œsophage ; ces branches se rejoignent au-dessus du hiatus œsophagien pour former le nerf vague droit et le nerf vague gauche.

Le nerf vague gauche est antérieur et le nerf vague droit est postérieur. Près du cardia, le nerf vague gauche donne une branche qui est la branche hépatique, mais celle-ci continue son parcours descendant à travers la petite courbure comme le nerf de Latarget.

A l'extrémité distale, en relation avec l'antre et le pylore, ce nerf doit être préservé lors d'une vagectomie supraséléctive. Le nerf vague droit donne une branche au plexus cœliaque et continue ensuite sur la petite courbure postérieure. Ce nerf stimule la motilité gastrique et la sécrétion d'acide, de pepsine et de gastrine (TESTUT, 1996).

L'innervation sympathique est assurée par des branches issues de T-5 à T-10 et atteignant les ganglions cœliaques via les nerfs splanchniques. Il existe un système nerveux intramural de l'estomac constitué des plexus d'Auerbach et de Meissner, dont la fonction n'est pas bien connue.

2.2.2 PHYSIOLOGIE GASTRIQUE

Sécrétion acide - La caractéristique essentielle de la physiologie gastrique est la sécrétion d'acide chlorhydrique, qui se divise en trois phases.

- La phase céphalique : elle commence par la vue, le goût, l'odeur, la mastication et la déglutition d'un aliment appétissant et est médiée par l'activité vagale.
- La phase gastrique : elle implique la stimulation des récepteurs mécaniques par la distension de l'estomac et est médiée par des impulsions du nerf vague et la libération de gastrine par les cellules endocrines des glandes antrales, appelées cellules G. La présence d'acides aminés et de peptides dans la lumière de l'organe stimule également la sécrétion de gastrine.
- La phase intestinale : commence lorsque les aliments, contenant des protéines digérées, pénètrent dans la partie proximale de l'intestin grêle et implique un polypeptide autre que la gastrine.

Protection de la muqueuse gastrique - En cas de sécrétion maximale, la concentration intraluminale d'ions hydrogène est 3 millions de fois supérieure à celle du sang ou des tissus. La barrière muqueuse protège la muqueuse gastrique contre l'autodigestion et se compose de :

- Sécrétion de mucus : La surface de l'estomac et du duodénum est recouverte d'une fine couche de mucus dont le coefficient de diffusion pour H est égal à un quart de l'eau. Le liquide, riche en acide et en pepsine, jaillit des glandes gastriques sous forme de jet et traverse la couche superficielle de mucus, pénétrant directement dans la lumière sans entrer en contact avec les surfaces épithéliales.

- Sécrétion de bicarbonate : les cellules de l'épithélium de surface de l'estomac et du duodénum sécrètent du bicarbonate dans la zone limite du mucus adhérent, créant ainsi un microenvironnement au pH presque neutre juste à côté de la surface cellulaire.

- Barrière épithéliale : les jonctions intercellulaires intimales constituent une barrière qui s'oppose à la diffusion rétrograde des ions hydrogène. Toute rupture de cette barrière est suivie d'une réintégration immédiate, au cours de laquelle les cellules existantes migrent le long de la membrane basale exposée pour occuper les défauts et restaurer son intégrité.

- Approvisionnement sanguin de la muqueuse : la riche vascularisation de la muqueuse fournit de l'oxygène, du bicarbonate et des nutriments aux cellules épithéliales et élimine tout acide ayant pu se diffuser. Lorsque la barrière muqueuse est franchie, la muscularis mucosae limite la lésion. Lorsqu'elle est superficielle et n'affecte que la muqueuse. Elle guérit en quelques heures ou quelques jours. Lorsqu'elle s'étend à la sous-muqueuse, la cicatrisation complète nécessite plusieurs semaines (DIAZ, 2003).

2.2.3. PATHOLOGIES GASTRIQUES

Le cancer gastrique est l'un des cancers les plus répandus dans le monde. Bien que sa fréquence diminue aux États-Unis, il cause encore environ 15 000 décès par an. Les symptômes aux premiers stades, lorsqu'il est susceptible d'être guéri, sont minimes ou inexistants, de sorte que les patients consultent souvent un médecin trop tard. En conséquence, moins de 15% de ces patients survivent cinq ans, malgré les progrès des techniques diagnostiques et chirurgicales (FILIPE, 1986).

Selon leur nature histologique, deux types peuvent être distingués :

intestinal (cellules néoplasiques avec des structures de type glandulaire formant une masse végétative) et diffus (cellules hautement indifférenciées envahissant la paroi gastrique et l'épaississant). La lignée cellulaire de la tumeur ne détermine pas la stadification et le traitement des carcinomes gastriques.

Épidémiologie : le cancer gastrique est très fréquent au Japon, dans les Andes d'Amérique centrale et d'Amérique du Sud, et dans certaines régions d'Europe de l'Est. Les enfants d'immigrés japonais aux États-Unis ont une fréquence de cancer gastrique beaucoup plus faible que ceux vivant au Japon, ce qui suggère une influence de l'environnement sur la pathogenèse.

Elle a fortement diminué aux États-Unis, où, ces dernières années, le nombre de personnes âgées de moins de 18 ans a augmenté de plus de 50 %.
50 Ces dernières années, sa mortalité annuelle est passée de 25 à 6 pour 100 000. Cette baisse est moins importante mais existe aussi en Europe occidentale et, plus récemment, au Japon.

Lorsque les raisons de ce déclin remarquable auront été élucidées, une étape majeure dans la compréhension de la pathogenèse de cette maladie aura été franchie.

51 Si la fréquence du carcinome du corps et de l'antre est aujourd'hui plus faible aux États-Unis, celle du carcinome du cardia est passée de 10 à près de 30 %.

Nous ne savons pas si ces chiffres représentent une augmentation réelle ou un changement dans la fréquence des adénocarcinomes se propageant à l'estomac à partir de l'œsophage à épithélium cylindrique de Barrett.

Dans le monde, elle est deux fois plus fréquente chez les hommes que chez les femmes ; aux États-Unis, elle survient à un âge moyen de 60 ans, et moins de 5 % chez les enfants de moins de 40 ans.

Facteurs prédisposants : le cancer gastrique est deux à quatre fois plus fréquent chez les parents au premier degré des patients atteints de cancer, et la concordance est plus élevée chez les jumeaux identiques que chez les dizygotes, ce qui suggère un léger élément génétique dans la pathogenèse.

L'atrophie de la muqueuse gastrique, en particulier lorsqu'elle s'accompagne d'une métaplasie intestinale, augmente probablement le risque de cette maladie. Ces altérations de la muqueuse se produisent invariablement en cas d'anémie pernicieuse, et environ 5070 de ces anémiques développent un cancer gastrique.

La comparaison des résultats des nécropsies japonaises et américaines montre que les Japonais à haut risque présentent une gastrite atrophique plus étendue et davantage de métaplasie intestinale que les Américains à faible risque.

Des études de biopsie suggèrent également que les personnes souffrant de gastrite atrophique sont plus susceptibles de développer un cancer de l'estomac que celles dont la muqueuse est normale. Cependant, la gastrite atrophique est fréquente chez les personnes âgées sans cancer, et certains patients atteints de cancer gastrique n'ont pas de gastrite dans les parties non endommagées de l'estomac.

Les polypes gastriques adénomateux contiennent un adénocarcinome ou sont accompagnés d'un carcinome ailleurs dans l'estomac dans près de 30 % des cas. Nous ne savons pas si ces rares polypes contiennent un cancer dès le départ ou s'ils sont bénins à l'origine. Il est certain que la plupart des carcinomes gastriques ne commencent pas par des polypes. Les patients présentent des polypes gastriques hyperplasiques sont beaucoup moins prédisposés à développer un cancer dans d'autres parties de l'estomac. Cette prédisposition peut être liée à la gastrite atrophique qui entoure régulièrement les deux types de polypes.

Il n'a pas été démontré que l'ulcère bénin est un précurseur du cancer gastrique. Certaines études européennes ont montré qu'il existe un risque accru de cancer gastrique 10 à 20 ans après une gastrectomie partielle pour un ulcère gastroduodénal. Ce phénomène n'a pas été observé aux États-Unis.

Anatomie pathologique : les cancers gastriques sont presque toujours des adénocarcinomes. La classification macro- et microscopique est souvent impossible, car beaucoup sont mixtes. En général, on distingue cinq types macroscopiques : polypose, ulcère, combinaison d'ulcère et d'infiltration diffuse (lymphoplasmocytaire) et extension superficielle. La classification microscopique est particulièrement difficile et n'a pas d'utilité pronostique. Les polypes, les ulcères et les tumeurs superficielles sont généralement moins malins que les tumeurs infiltrantes. Les facteurs pronostiques les plus importants sont la profondeur de l'invasion de la paroi gastrique, la propagation aux ganglions lymphatiques et les métastases à distance (JAMES, 1986).

Le cancer gastrique se propage à travers la paroi gastrique dans les tissus périgastriques. Parfois, l'extension directe concerne le pancréas, le côlon ou le foie. Certaines tumeurs gastriques proximales touchent souvent l'œsophage, mais les tumeurs distales ne traversent pas aussi souvent le pylore pour atteindre le duodénum.

La propagation aux ganglions périgastriques est fréquente, ainsi qu'aux ganglions de la région préaortique, du hile hépatique ou de la région splénique. La dissémination dans le canal thoracique peut impliquer le ganglion lymphatique supraclaviculaire gauche (Virchow). Des métastases péritonéales apparaissent chez environ 20 % des patients, mais les métastases intra-abdominales peuvent être limitées à l'ovaire (tumeur de Krukenberg) ou au cul-de-sac de Douglas (proéminence de Blumer). Une métathèse hépatique est observée chez environ 30 % des patients. Les poumons, le cerveau et d'autres organes sont moins fréquemment touchés.

Lymphome - Les lymphomes primaires de l'estomac représentent environ 5 % des tumeurs gastriques malignes, bien que le pourcentage soit plus élevé dans les centres spécialisés.

Presque tous les lymphomes sont diffus, à grandes cellules

(histiocytaires) ou mixtes à petites cellules (lymphocytaires) et à grandes cellules ; la maladie de Hodgkin est relativement rare et le plasmocytome est rare. Certains lymphomes gastriques présentent une image histologique variée qui rend la classification impossible.

Les métastases gastriques des lymphomes sont plus fréquentes que la forme primaire. Dans une grande série, 33 % des lymphomes histiocytaires et un sixième des lymphosarcomes ont métastasé dans l'estomac. Le lymphome gastrique touche les deux sexes avec la même fréquence et l'âge moyen des patients est de 55 ans.

Les symptômes du lymphome sont les mêmes que ceux de l'ulcère gastrique. L'hématémèse ou la perforation sont plus fréquentes que dans le cas de l'adénocarcinome. Une masse abdominale palpable est présente chez environ 33 % des patients. Près de 50 % souffrent d'une anémie ferriprive, généralement accompagnée de sang occulte dans les selles.

Il est souvent difficile de le distinguer de l'adénocarcinome sur les clichés, mais des plis larges et rigides, des ulcères multiples ou une atteinte du duodénum sont évocateurs d'un lymphome. L'aspect radiologique peut également être confondu avec la maladie de Menetrier ou un ulcère bénin. La tumeur est souvent visible à la gastroscopie, mais son aspect macroscopique est rarement diagnostique. Il est souvent possible d'établir le diagnostic en préopératoire en combinant biopsie et cytologie, mais même ces méthodes peuvent échouer et une ablation chirurgicale peut s'avérer nécessaire pour établir le diagnostic.

Une recherche approfondie de signes de dissémination par radiographie, lymphangiogramme, tomodensitométrie et biopsie de la moelle osseuse doit être effectuée avant d'entamer le traitement. Le lymphome gastrique primaire a été traité principalement par une combinaison d'ablation chirurgicale et de radiothérapie (ROBBINS, 2004).

L'intervention précède presque toujours la radiothérapie, mais il peut être avantageux de réduire la taille de la tumeur par radiation avant d'essayer de l'enlever. Environ 50 % des patients ayant reçu ce traitement survivent pendant cinq ans. La survie est particulièrement bonne si la tumeur n'a pas pénétré la séreuse ni touché les ganglions lymphatiques périgastriques.

Le rôle de la chimiothérapie dans le lymphome primaire de l'estomac n'est pas encore défini. Plusieurs groupes médicaux recommandent d'ajouter une chimiothérapie combinée au traitement initial en raison de la tendance de la maladie à récidiver en dehors de l'abdomen et de la sensibilité de la tumeur aux agents disponibles. Le lymphome gastrique non résécable a une survie de cinq ans chez un quart ou moins des patients.

Elle est actuellement traitée par une chimiothérapie combinée, éventuellement accompagnée d'une radiothérapie. De nouveaux schémas thérapeutiques utilisant divers médicaments promettent d'améliorer considérablement les résultats.

Leiomyosarcome : ces tumeurs représentent 1 à 3 % des néoplasmes gastriques. L'âge moyen d'apparition est de 60 ans et les deux sexes sont également touchés. Il s'agit généralement de tumeurs volumineuses, sphériques, situées dans la moitié supérieure de l'estomac ; elles ont tendance à s'ulcérer et à se nécroser dans la partie centrale. Elles peuvent s'étendre au péritoine ou au foie, mais rarement aux ganglions lymphatiques (ANDERSON, 1886).

La plupart des patients se plaignent de douleurs. Presque tous sont anémiques et environ 33 % souffrent d'hémorragies abondantes. Une masse palpable est présente dans plus de 50 % des cas. Les radiographies montrent une tumeur volumineuse et lisse, souvent avec une ulcération centrale, parfois avec un tractus fistuleux au centre du néoplasme. Il est impossible de différencier le léiomyosarcome du léiomyome bénin sur les radiographies, sauf en ce qui concerne le volume plus important du léiomyosarcome.

Alors que la biopsie endoscopique ne permet presque jamais de poser un diagnostic préopératoire correct, la cytologie à la brosse de l'ulcère fournit parfois des informations supplémentaires. Le traitement consiste en une excision chirurgicale extensive si possible, et environ 25 à 40 % des patients sont guéris. La doxorubicine, associée à d'autres agents, a été utilisée pour obtenir une légère palliation chez une minorité de patients à un stade avancé de la maladie. La radiothérapie est inefficace.

2.2.4 TUMEURS CARCINOÏDES ET AUTRES NÉOPLASMES MALINS

Les carcinoïdes gastriques sont rares. Comme ceux d'autres sites, ils peuvent être multiples. Jusqu'à 3 % des personnes atteintes d'anémie pernicieuse peuvent présenter des carcinoïdes gastriques. Ces tumeurs sont généralement asymptomatiques mais peuvent provoquer des hémorragies ou des épigastralgies. L'aspect radiologique est celui d'un défaut de remplissage lisse, rond, sessile, parfois ulcéré. Environ 25 % des tumeurs sont malignes, mais seule une minorité d'entre elles provoque un syndrome carcinoïde malin. Les petits carcinoïdes peuvent être enlevés localement, tandis que les carcinoïdes de plus de 2 cm et les carcinoïdes malins nécessitent une gastrectomie partielle.

Les néoplasmes gastriques malins primaires rares comprennent le carcinosarcome, l'hémangjoperjctome, le sarcome neurogène, le fibrosarcome et le liposarcome. Les métastases dans l'estomac proviennent presque toujours d'un lymphome généralisé, d'un cancer du poumon, d'un cancer du sein ou d'un mélanome malin. Le sarcome de Kaposi peut affecter l'estomac, en particulier chez les personnes atteintes du syndrome d'immunodéficience acquise (SIDA).

Polypes épithéliaux - Après le cancer, les polypes épithéliaux bénins sont les tumeurs les plus fréquentes de l'estomac (5 à 10 %). Leur nomenclature est très confuse, mais il est important de se rappeler que 80 à 90 % d'entre eux ne sont pas des néoplasmes et qu'ils ne deviendront probablement jamais malins.

Le polype non néoplasique le plus courant est le polype dit hyperplasique ; il est composé presque entièrement de cellules muqueuses superficielles normales et parfois de glandes pyloriques muqueuses. Ces glandes sont parsemées de fibres musculaires lisses et peuvent être kystiques.

Plus de 90 % de ces polypes ont un diamètre inférieur à 1,5 cm. Ils peuvent être uniques ou multiples, pédonculés ou sessiles, et se trouver n'importe où dans l'estomac. Ils sont recouverts d'une muqueuse d'apparence normale, souvent avec une ulcération superficielle. La muqueuse voisine souffre souvent de gastrite non érosive ou d'atrophie. Bien que les polypes hyperplasiques ne deviennent probablement jamais malins, le carcinome dans d'autres parties du même estomac est un peu plus fréquent que dans la population générale.

Parmi les polypes épithéliaux, 10 à 20 % sont composés d'un épithélium néoplasique bénin et sont appelés adénomes. En général, ils ressemblent aux polypes adénomateux du côlon. Ils ont généralement un diamètre supérieur à 2 cm et se développent avec le temps.

Jusqu'à 40 % de tous les polypes gastriques adénomateux contiennent déjà un cancer lorsqu'ils sont diagnostiqués pour la première fois, et les autres peuvent être malins. Ils peuvent être pédiculés mais sont généralement sessiles. Ils sont uniques dans deux tiers des cas et sont recouverts d'une muqueuse veloutée rougeâtre anormale, qui peut être lobulée ou mammillaire.

Presque tous sont situés dans l'antre. La muqueuse environnante est généralement atrophique et les carcinomes dans d'autres parties du même estomac sont fréquents (30 % ou plus dans plusieurs séries).

La polypose gastrique diffuse est une entité rare et mal définie dans laquelle la muqueuse gastrique est couverte de polypes sessiles ou pédiculés, presque tous hyperplasiques. Il n'est ni pratique ni nécessaire d'enlever tous les polypes hyperplasiques, mais une endoscopie doit être pratiquée régulièrement pour détecter les carcinomes dans l'épithélium environnant. Les adénomes gastriques multiples sont très rares, mais ils peuvent survenir en cas de polypose familiale ou de syndrome de Gardner, et peuvent nécessiter une gastrectomie. Presque tous les polypes gastriques multiples observés dans la polypose familiale sont composés de glandes fundiques bénignes et ne nécessitent pas de traitement.

Les polypes gastriques hamartomateux sont rares ; ils sont composés de diverses cellules épithéliales bénignes normalement présentes dans la muqueuse gastrique. Ils font généralement partie de deux syndromes familiaux de polypose : Peutz-Jeghers et polypose juvénile. Vingt-cinq pour cent des cas de Peutz-Jeghers touchent l'estomac ou le duodénum, et 2 à 3 % développent un carcinome gastrique ou duodénal. La polypose gastrique juvénile n'est pas ou rarement maligne. Le syndrome de Cronkhite-Canada est une cause rare de polypes gastriques rétentifs bénins composés de glandes kystiques dilatées avec un stroma fortement oedémateux.

Léiomyomes et tumeurs bénignes rares : presque tous les léiomyomes sont très petits et n'ont pas de signification clinique. Les plus grands, généralement d'un diamètre de 3 cm ou plus, peuvent provoquer des hémorragies abondantes ou occultes ou des épigastralgies. L'aspect radiologique est celui d'un défaut de remplissage lisse, arrondi et sessile, souvent accompagné d'une ulcération centrale.

L'aspect à la gastroscopie est très suggestif, mais pas diagnostique. Les biopsies de la muqueuse sont souvent trop superficielles pour permettre un diagnostic, mais une biopsie à la brosse de la zone ulcérée peut aider à exclure un iciomyosarcome.
Les petites lésions symptomatiques peuvent être traitées par excision chirurgicale locale, les plus grandes par gastrectomie partielle. D'autres tumeurs gastriques bénignes rares comprennent les lipomes, les schwannomes, les hémangiomes, les lymphangiomes, les adénomyomes et les fibromes (ANDERSON, PATHOLOGICAL ANATOMY AND GENERAL ANATOMY, 1986).

Pseudo-tumeurs : outre l'ulcère gastroduodénal, de nombreuses autres maladies gastriques apparaissent comme des néoplasmes sur les radiographies. Il s'agit notamment de la sténose hypertrophique du pylore, de la gastrite antrale, de la maladie de Menetrier et d'autres hyperplasies gastriques, du pseudolymphome, du pancréas hétérotopique, du granulome éosinophile de l'estomac, de la maladie de Crohn, des varices gastriques, de l'hématome, de la déformation due à la fundoplication (réparation de Nissen), de la pression extrinsèque exercée par le foie, le pancréas ou la rate, et des bézoards ou des aliments retenus. Ces problèmes sont souvent résolus par l'endoscopie et l'examen clinique, mais dans des cas exceptionnels, une exploration chirurgicale est nécessaire pour éliminer une tumeur maligne.

2.2.5 Gastrite

Gastrite chronique non atrophique - La gastrite chronique superficielle se caractérise histologiquement par la présence d'un infiltrat inflammatoire lymphoplasmocytaire en forme de bande, qui occupe la partie superficielle de la muqueuse gastrique, en particulier au niveau des fovéoles et des collets grandiformes. Il existe suffisamment de preuves pour suggérer que, plutôt qu'un processus pathologique en tant que tel, il représente le stade initial d'autres formes de gastrite chronique et a été associé à l'ingestion d'aliments fortement assaisonnés, d'alcool, de médicaments analgésiques et à l'infection par Helicobacter pylori (ABREU, 2007).

Dans la gastrite antrale diffuse, on observe un infiltrat inflammatoire lymphoplasmocytaire dense qui occupe toute l'épaisseur de la muqueuse antrale. Ces cellules inflammatoires élargissent également la lamina propria et séparent les glandes gastriques, créant ainsi une fausse apparence de perte et d'atrophie glandulaires ; dans certains cas, on observe des follicules lymphoïdes proéminents, d'où la dénomination de gastrite folliculaire.

Ce type de gastrite est la règle chez les patients souffrant d'ulcères peptiques duodénaux ou pyloriques, dans lesquels de petits foyers d'atrophie glandulaire ou de métaplasie intestinale sont fréquemment détectés, mais cela ne signifie pas qu'elle soit considérée comme faisant partie du groupe des gastrites atrophiques superficielles chroniques.

Dans cette gastrite, le rôle étiopathogénique joué par Helicobacter pylori est prépondérant.

Helicobacter pylori est une bactérie spiroïde microaérobie qui colonise principalement la muqueuse gastrique antrale. Elle possède plusieurs grands flagelles à un pôle, ce qui entraîne une inflammation aiguë et chronique appelée gastrite chronique active ; l'infection a été associée à l'ulcère gastroduodénal, à l'adénocarcinome et au lymphome gastrique.

Les micro-organismes appartenant au genre Helicobacter constituent un groupe de bactéries d'intérêt en pathologie. Au moins treize espèces sont actuellement acceptées au sein de ce genre, Helicobacter cholecyctus étant la dernière à avoir été détectée.

En 1983, l'helicobacter pylori a été connu sous le nom de Campylobacter pylori, après que les études de Marshall et Warren l'aient décrit comme l'agent causal de la gastrite chronique active.

Les caractéristiques de Helicobacter pylori sont les suivantes : ultrastructure, composition en acides gras, quinones respiratoires, caractéristiques de croissance, séquence d'ARN, enzymes produites.

Helicobacter pylori est capable de produire certaines enzymes qui l'aident à survivre et à coloniser la muqueuse gastrique. Il s'agit notamment de l'uréase, qui hydrolyse l'urée et produit du dioxyde de carbone et de l'ammoniac, et qui crée un microenvironnement alcalin, la colonisation se produisant principalement dans l'antre gastrique.

À ce jour, cette bactérie n'a été trouvée que dans l'épithélium gastrique où elle a tendance à se regrouper entre les jonctions cellulaires, n'envahit ni ne pénètre jamais les cellules et n'a jamais été trouvée dans le sang.

L'infection par Helicobacter Pylori est considérée comme un facteur nécessaire au développement d'un ulcère gastroduodénal dans 80 % des cas. Récemment, Helicobacter Pylori a également été considéré comme un agent biologique cancérigène de type I.

Bien que les mécanismes précis responsables de l'induction néoplasique par H. pylori ne soient pas clairement compris, il a été établi que les produits dérivés du germe peuvent contribuer à la génération de substances cancérigènes, y compris les radicaux libres et les nitrites. L'infection modifie également les propriétés physiques et chimiques associées à la défense de la muqueuse, par exemple en diminuant la production d'acide ascorbique et en permettant la formation de nitrosamines, qui sont des substances cancérigènes connues.

Gastrite atrophique chronique - La gastrite atrophique corporelle diffuse se caractérise par une perte diffuse (atrophie) des glandes oxyphiles de l'organisme et du fundus gastrique. Cette entité est un élément fondamental du syndrome de l'anémie pernicieuse. Le tableau est progressif, conduisant à une atrophie épithéliale sévère avec une métaplasie intestinale étendue.

La capacité à produire des auto-anticorps dirigés contre les cellules pariétales est transmise comme une altération génétique autosomique dominante à pénétrance incomplète. Dans ces cas, il existe un risque élevé de développement de lésions néoplasiques malignes, qui prennent naissance dans l'épithélium métaplasique ; en revanche, l'association avec un ulcère gastrique est rare. Ce type de gastrite est typique des populations scandinaves ou d'Europe du Nord et est très rare ou absent dans d'autres groupes ethniques.

Le type le plus fréquent de gastrite *atrophique* est la gastrite *atrophique multifocale* qui, contrairement à la première, est présente sur tous les continents et dans tous les types raciaux. Sa présence coïncide généralement avec la répartition géographique des populations à haut risque de cancer gastrique.

L'analyse histologique montre des foyers indépendants d'atrophie glandulaire et la présence d'un épithélium intestinal métaplasique, qui peut être de phénotype mature ou d'intestin grêle, ou de phénotype immature ou de gros intestin, ainsi qu'un infiltrat inflammatoire mononucléaire, dont l'intensité diminue avec l'augmentation de l'atrophie.

Les foyers de perte épithéliale dans les stades avancés ont tendance à être confluents, ce qui entraîne de vastes zones d'atrophie, impliquant finalement la grande majorité de la muqueuse gastrique. D'un point de vue thérapeutique et pronostique, il est important de déterminer à la fois l'étendue du processus et le typage approprié du type de métaplasie intestinale présent, pour lequel une coloration histochimique spéciale est recommandée, car une simple évaluation du tissu avec une coloration histologique de routine montre une grande variabilité avec une concordance modérée.

Gastrite caustique : l'ingestion accidentelle ou suicidaire d'alcalis forts tels que la soude ou d'acides tels que l'acide chlorhydrique ou l'acide phénique peut provoquer une nécrose de la paroi gastrique, en particulier au niveau prépylorique. Les alcalins ont tendance à blesser l'œsophage plus gravement que l'estomac, alors que l'inverse est vrai pour les acides. Le degré de lésion varie en fonction de la quantité et de la concentration de l'irritant ingéré et du volume d'aliments dans l'estomac.

Les patients se plaignent d'une sensation de brûlure dans la bouche, la gorge et la région rétrosternale. En cas de lésion gastrique, la douleur est fortement épigastrique et s'accompagne souvent de vomissements. Une perforation, une péritonite ou une hémorragie abondante peuvent survenir peu après l'ingestion de substances caustiques ou après un certain temps. La cicatrisation ultérieure peut entraîner une sténose de l'œsophage ou du pylore.

Si le patient est vu peu de temps après avoir ingéré une substance caustique, certains médecins suggèrent de vider doucement l'estomac à l'aide d'un petit tube en caoutchouc souple. Il n'est pas recommandé de neutraliser les alcalis avec des acides, car la chaleur provoquée par cette réaction est susceptible d'aggraver la blessure. Des antiacides peuvent être administrés en cas d'ingestion d'acide, après dilution préalable avec du lait ou de l'eau. Un traitement intraveineux, une sédation, une analgésie, la libération des voies respiratoires et une surveillance étroite sont essentiels.

L'utilisation de corticostéroïdes et d'antibiotiques est discutée, mais les corticostéroïdes peuvent résoudre l'œdème s'il menace les voies respiratoires, et les antibiotiques peuvent aider au traitement de la pneumonie d'aspiration. Les brûlures visibles dans la bouche et le pharynx ne s'accompagnent pas nécessairement de lésions œsophagiennes ou gastriques. Une endoscopie précoce et minutieuse à l'aide d'un endoscope d'exploration de petit calibre permet de déterminer l'étendue des lésions.

Cependant, dans les premiers stades, les lésions acides peuvent passer inaperçues, même avec l'endoscopie. Si l'on soupçonne une perforation ou une péritonite, il faut procéder à une laparotomie ; si l'on découvre une lésion de pleine épaisseur, il faut procéder à une gastrectomie partielle. Un traitement chirurgical peut également s'avérer nécessaire en cas d'hémorragie abondante aiguë ou d'obstruction tardive causée par

Ces patients peuvent avoir besoin d'une alimentation et d'être
parentérale.

Gastrite phlegmoneuse : cette maladie rare **doit être** envisagée lorsqu'un patient présente des douleurs abdominales aiguës, des signes de péritonite, de la fièvre, des ascites purulentes, des nausées ou des vomissements, et que son taux d'amylase sérique est normal. Il s'agit d'une infection bactérienne de la paroi gastrique causée principalement par des streptocoques, bien que des staphylocoques, des pneumocoques, des E. coli ou des bactéries productrices de gaz puissent également être impliqués.

Les conditions prédisposantes sont l'alcoolisme, les infections des voies respiratoires supérieures ou autres, l'ulcère gastroduodénal, la polypectomie endoscopique et la chirurgie de l'estomac. Un traitement antibiotique intensif doit être immédiatement suivi d'une laparotomie, qui est à la fois diagnostique et thérapeutique. En fonction de ce qui est découvert pendant l'opération, un drainage ou une gastrectomie partielle sont effectués. En l'absence d'opération, le taux de mortalité est proche de 100 % ; en cas d'intervention, il est d'environ 20 %.

2.2.6 AUTRES TROUBLES GASTRIQUES

La dilatation aiguë de l'estomac est un trouble grave et rare. L'aspiration nasogastrique a considérablement réduit sa fréquence dans la période postopératoire. Elle peut également survenir après un traumatisme, l'utilisation de plâtres impliquant de grandes parties du corps, une pneumonie, une acidose diabétique ou de fortes doses d'anticholinergiques.

Il s'agit d'une complication rare de nombreuses maladies, qui peut également survenir sans raison apparente. Le patient se plaint d'anorexie et d'une sensation de plénitude épigastrique, et vomit souvent de petits volumes de liquide. Il y a une distension abdominale croissante avec tympanisme, surtout dans l'hypochondre gauche, ainsi que des selles.

En l'absence de traitement, de grands volumes de liquide s'accumulent dans le "troisième espace" gastrique, entraînant une déplétion en sodium et en potassium. Le patient devient agité et léthargique, suivi d'une hypovolémie, d'une tachycardie, d'une réduction du débit urinaire et enfin d'un état de choc. Une pneumonie d'aspiration peut survenir.

Les radiographies abdominales montrent une distension gastrique importante avec un niveau hydro-aérique. L'aspiration nasogastrique continue et le rétablissement de l'équilibre hydrique et électrolytique permettent une amélioration rapide.

Diverticules gastriques - Ces lésions rares se produisent généralement immédiatement sous le cardia, dans la paroi postérieure, près de la petite courbure. Presque toutes sont asymptomatiques et ne nécessitent pas de traitement. Les complications rares comprennent la douleur, le saignement et la perforation.

La chirurgie ne doit être pratiquée que si les symptômes sont graves et réfractaires et ne peuvent être attribués à aucune autre cause. L'imagerie radiographique facilite généralement le diagnostic, mais l'endoscopie est parfois utilisée pour différencier cette lésion d'un ulcère gastroduodénal.

Volvulus ou torsion de l'estomac - Dans de rares cas, l'estomac se retourne sur son axe longitudinal et obstrue l'œsophage. Le volvulus peut être aigu, mais il est plus souvent chronique. Il est généralement lié à une hernie para-œsophagienne ou à une éventration du diaphragme. L'estomac peut également tourner autour de l'axe vertical de l'épiploon gastro-hépatique et produire une torsion plutôt qu'un véritable volvulus. Le volvulus aigu provoque une douleur intense dans la partie supérieure de l'abdomen et des vomissements de salive, et non du contenu gastrique ou duodénal. Il est souvent impossible d'introduire une sonde nasogastrique au-delà du cardia.

Les radiographies abdominales simples montrent une distension de l'estomac ; la présence de deux niveaux hydroaériens distincts est diagnostique. Le volvulus aigu peut être de courte durée et disparaître spontanément, ou s'accompagner d'une strangulation et nécessiter une correction chirurgicale d'urgence. Le volvulus chronique peut être asymptomatique ou provoquer des douleurs intermittentes, souvent en relation avec les repas. Il doit être corrigé chirurgicalement s'il provoque des symptômes graves, en réparant une hernie para-œsophagienne concomitante lorsqu'elle est présente.

2.2.7 MÉTAPLASIE INTESTINALE

La métaplasie intestinale est le remplacement de l'épithélium de type gastrique (fovéolaire, glandulaire, superficiel) par un épithélium intestinal facilement reconnaissable à la présence de cellules à gobelets.

Il s'agit d'un processus adaptatif complexe de la muqueuse gastrique, fréquemment associé à une gastrite chronique atrophique ; il est lié au développement de l'adénocarcinome de type intestinal dans le cadre du processus de cancérogenèse gastrique et, par conséquent, une variété de ce processus est considérée comme un état précancéreux. Elle présente des caractéristiques morphologiques et biochimiques qui ont permis de la classer en différents types.

Il présente des caractéristiques morphologiques et biochimiques qui ont permis de le classer en différents types en utilisant différentes nomenclatures (CORDOVA, 2001).

La métaplasie part généralement d'une cellule indifférenciée ou peu différenciée, capable de se multiplier : des cellules de différenciation différente sont générées à partir de cette cellule.

La métaplasie, dans laquelle un tissu mature se transforme directement en un autre en raison de la transformation de ses cellules matures en d'autres cellules matures, est probablement exceptionnelle.

Dans certains cas, on peut expliquer la métaplasie comme un processus adaptatif (vers un revêtement épithélial plus résistant) aux conditions environnementales irritantes, bien qu'au détriment des fonctions spécifiques de l'épithélium remplacé. Dans d'autres cas, par exemple dans la métaplasie glandulaire de la vessie ("cystite glandulaire"), il n'est pas évident qu'il s'agisse d'un mécanisme adaptatif.

2.3 DÉFINITIONS

La métaplasie est théoriquement réversible si les conditions qui la produisent sont modifiées.

Histologiquement, les techniques courantes de coloration à de l'hématoxyline et à l'éosine permettent de différencier deux types de de métaplasie intestinale gastrique :

Type d'intestin grêle ou métaplasie complète. Caractérisée par la présence de cellules à gobelet à vacuole unique, ainsi que de cellules de type absorbant (entérocytes), montrant une bordure en brosse bien définie. Les entérocytes à bordure absorbante et les cellules de Paneth (souvent présentes) constituent des caractéristiques morphologiques distinctives. Les cryptes glandulaires sont droites et présentent une architecture régulière.

Métaplasie intestinale de type colique ou incomplète. Caractérisée par une plus grande distorsion de l'architecture glandulaire et par la présence de cellules cylindriques mucosécrétantes dont le cytoplasme présente de grandes vacuoles de différentes tailles.

Elle est généralement dépourvue de cellules de Paneth et de cellules absorbantes. Sur le plan morphologique, elle se caractérise par la présence d'abondantes cellules de gobelet et de cellules cylindriques mucosécrétantes ressemblant à l'épithélium de surface gastrique, appelées cellules intermédiaires. Dans ces cas, il est possible de trouver d'autres zones de métaplasie semblable à celle de l'intestin grêle qui coexistent dans la grande majorité des cas.

Ces deux types différents de métaplasie intestinale ont été largement étudiés à l'aide de techniques de coloration histochimique visant à différencier les différents composants mucineux des cellules métaplasiques. Sur la base de la morphologie histologique et de l'expression des différents types de mucines, on distingue les types suivants de métaplasie intestinale :

Métaplasie intestinale de type I. Caractérisée par une faible distorsion de l'architecture de la crypte et la présence de zones de métaplasie de l'intestin grêle, dans lesquelles les cellules de gobelet sécrètent des sialomucines. Les cellules de Paneth sont fréquemment présentes.

Métaplasie intestinale de type II. Elle présente des cryptes allongées et tortueuses bordées de cellules cylindriques à différents stades de différenciation, qui sécrètent des sialomucines. Les cellules à gobelet contiennent des sialomucines et/ou des sulfomucines. Les cellules de Paneth sont rarement observées.

Métaplasie intestinale de type III. On observe une plus grande distorsion architecturale des cryptes, avec une différenciation cellulaire moindre. Les cellules cylindriques sont caractérisées par la sécrétion de sulfomucines. Les cellules à gobelets sécrètent des sialo et/ou des sulfomucines. Les cellules de Paneth sont généralement absentes.

Dans cette classification. Le type I correspondrait à un type d'intestin grêle ou métaplasie complète, tandis que les types II et III correspondraient à une métaplasie colique, incomplète.

La métaplasie intestinale a également été classée en fonction de l'histochimie des mucines formées.

La mucine est une glycoprotéine de haut poids moléculaire caractérisée par des chaînes d'oligosaccharides complexes liées à la protéine par des liaisons oligosaccharides. Il a été observé que ces glycoprotéines sont modifiées structurellement et fonctionnellement en réponse aux processus inflammatoires et à la dégénérescence cancéreuse.

La métaplasie complète ou type I produit des sialomucines sécrétées par ses cellules à gobelets, tandis que ses cellules cylindriques ne sont pas sécrétrices.

La métaplasie incomplète ou type II a été subdivisée en IIA lorsque les cellules à gobelets sécrètent des sialomucines et occasionnellement des sulfomucines et que les cellules cylindriques sécrètent des sialomucines et/ou des mucines neutres.

En revanche, dans la métaplasie incomplète de type IIB ou III, les cellules à gobelet sécrètent également des sialomucines et/ou des sulfomucines, mais les cellules cylindriques sécrètent principalement des sulfomucines.

A partir de la reconnaissance de ces variétés de métaplasie intestinale, une association étroite entre la métaplasie intestinale incomplète du colon de type IIb ou III et l'adénocarcinome gastrique de type intestinal a commencé à être démontrée et sa découverte dans les biopsies endoscopiques a commencé à être proposée comme un facteur important pour définir le suivi des patients présentant un risque accru de développement de ce type de carcinome (CASSARO, 2000).

Cependant, plusieurs études ont remis en question cette association étroite entre ces deux processus et la valeur de l'identification des sulfomucines pour définir le suivi des patients présentant un risque accru de développement d'un cancer gastrique. Les valeurs les plus élevées trouvées dans les études de biopsie endoscopique pour la sensibilité et la spécificité de la métaplasie intestinale incomplète ou de type III en tant que marqueur du cancer gastrique ont été respectivement de 36 % et 98 %.

Il est désormais admis que les différents types de métaplasie coexistent et peuvent évoluer séquentiellement sur une longue période de temps vers les types II et III à partir du type I, ce qui peut également être inversé.

Par conséquent, la plus grande valeur de la métaplasie intestinale en tant que marqueur pour le dépistage du cancer gastrique tend à être considérée comme étant liée à l'étendue du processus métaplasique dans le tissu examiné et une importance moindre est accordée au type de métaplasie à cette fin, étant donné que son identification est limitée par l'échantillonnage des études endoscopiques et la très longue durée du processus pathologique.

Cependant, pour certains auteurs, la seule condition prémaligne qui, dans des études rétrospectives, s'est avérée avoir une valeur prédictive positive est la dysplasie épithéliale. Néanmoins, l'identification de la métaplasie intestinale de type III dans des cas individuels justifie un suivi endoscopique à des intervalles de 3 à 5 ans, et il en va de même pour l'identification des autres types de métaplasie intestinale, même de nature focale, chez les jeunes patients.

2.4 LE CADRE JURIDIQUE

Modèle de soins intégrés

Le modèle intégral de soins de santé familiaux, communautaires et interculturels doit relever le défi de consolider la mise en œuvre du modèle, de travailler avec les familles, de développer de nouvelles formes relationnelles, de placer l'usager au centre des soins, de mettre en place de bonnes pratiques, de développer des interventions orientées vers des résultats d'impact social.

Chapitre I : donne une vue d'ensemble du contexte sanitaire en Équateur.

Chapitre II : révèle l'importance de connaître le cadre juridique qui régit la mise en œuvre du modèle de soins de santé intégrés familiaux, communautaires et interculturels.

Chapitre III : développe des sujets liés à la partie conceptuelle qui soutient le modèle de soins de santé intégrés familiaux, communautaires et interculturels.

Chapitre IV : vise à réviser les principes, les objectifs et les objectifs stratégiques pour renforcer le modèle de soins de santé intégrés familiaux, communautaires et interculturels.

Chapitre V : contient les éléments qui décrivent le processus de mise en œuvre du modèle de soins de santé intégrés familiaux, communautaires et interculturels dans le système national de santé.

Chapitre VI : comprend des outils pratiques pour développer le modèle de soins de santé intégrés familiaux, communautaires et interculturels.

2.5 HYPOTHÈSE

L'utilisation de la méthode de coloration au bleu Alcian dans les biopsies gastriques diminue le taux de mortalité du cancer gastrique et nous parviendrons à une détection précoce des lésions précancéreuses, ce qui nous permettra de les traiter de manière adéquate et rapide.

2.6 VARIABLES DE RECHERCHE

2.6.1 VARIABLE INDÉPENDANTE

Méthode de coloration au bleu alcian pour l'identification des lésions métaplasiques

2.6.2 VARIABLE DÉPENDANTE

Diagnostic des lésions précancéreuses dans les biopsies gastriques

2.6.3 VARIABLE D'INTÉGRATION

Signification de la coloration au bleu alcian
Lésions métaplasiques
Diagnostic des lésions précancéreuses
Biopsies gastriques
Patients traités à l'hôpital universitaire de Guayaquil. 2012.

2.7 OPÉRATIONNALISATION DES VARIABLES

Variables	Définition conceptuelle	Définition opérationnelle	Dimension est	Articles
INDEPENDANT **Identification des lésions métaplasiques**	La métaplasie est la transformation cytologique d'un épithélium mature en un autre épithélium mature qui peut être apparenté de près ou de loin.	La métaplasie implique une régression de la spécialisation ou de la maturation des cellules vers des formes plus primitives et, plus tard, vers d'autres types de cellules.	La métaplasie peut se produire en tant que réponse physiologique d'adaptation au stress cellulaire et est réversible lorsque le stimulus incriminé cesse.	La métaplasie la plus courante est celle de l'épithélium cylindrique en épithélium pavimenteux i.
DÉPENDANT **Diagnostic des lésions précancéreuses**	Les lésions précancéreuses sont des anomalies histologiques dans lesquelles le cancer est plus susceptible de se produire.	Le risque est accru chez les patients infectés qui présentent une gastrite chronique atrophique et une métaplasie intestinale étendue.	On estime que si l'éradication de l'infection par H. pylori est possible, il sera possible d'éradiquer la maladie.	La stratégie la plus importante pour lutter contre les maladies

Chapitre 3

3. MÉTHODOLOGIE

3.1 APPROCHE TRANSVERSALE

La définition de l'approche méthodologique est la première étape de la définition de la manière dont les données seront collectées, analysées et interprétées. L'approche comprend la conception et l'élaboration de la

approche méthodologique transversale

3.2 TYPE D'ÉTUDE

La recherche se situe à un niveau descriptif rétrospectif. Expérimentale, corrélationnelle
Expérimental : il s'agit de mener une enquête dans le but de
de tester, de démontrer les résultats sur la base de leurs propres expériences et de formuler des hypothèses qui leur permettront d'améliorer la qualité de leur travail.
par le biais du processus didactique conduisent à des généralisations scientifiques, qui
peuvent être vérifiées par des faits concrets de la vie quotidienne.

Descriptive : Parce qu'elle cherche à spécifier les propriétés importantes des personnes, des groupes ou de tout autre phénomène soumis à l'analyse, (DANKHE, 1986) dans une étude descriptive, une série de questions sont sélectionnées et chacune d'entre elles est mesurée indépendamment, afin de décrire ce qui fait l'objet de l'enquête.

Corrélationnelles : elles ont pour but d'établir le degré de relation ou d'association non causale existant entre deux ou plusieurs variables. Elles se caractérisent par le fait que les variables sont d'abord mesurées et qu'ensuite, au moyen de tests d'hypothèses corrélationnelles et de l'application de techniques statistiques, la corrélation est estimée. L'objectif de ce type d'étude est de mesurer le degré de relation qui existe entre deux ou plusieurs concepts ou variables.

Pour le traitement et l'analyse des résultats obtenus dans le cadre de la recherche, des techniques statistiques telles que des diagrammes circulaires et des tableaux comparatifs avec des registres numériques et des pourcentages seront utilisées.

3.3 LES MÉTHODES DE RECHERCHE

- Méthodes empiriques
- Historique Logique
- Analyse - Synthèse
- Inductif-Déductif
- Méthode statistique

3.4 L'UNIVERS, ET MONTRE

Univers : L'univers est constitué de tous les patients venus pour des biopsies gastriques dans le département d'anatomie pathologique de l'hôpital universitaire de Guayaquil de janvier à décembre 2012, dont le nombre est de 600.

Échantillon : L'échantillon sera obtenu auprès de patients âgés de 30 à 80 ans présentant un diagnostic présumé de lésions métaplasiques gastriques, dont le nombre est de 300 positifs pour le cancer gastrique 77.

3.5 MATÉRIAUX
- Utilisation du laboratoire d'histochimie du département de

pathologie de l'hôpital universitaire de Guayaquil.
- Pour l'élaboration des tests de coloration au bleu Alcian : machines, réactifs, filtres, pipettes, micro-ondes, lames et lamelles, entre autres.
- Pour le test de diagnostic : Microscope.
- Moyens du service des statistiques : obtenir des données à partir des dossiers médicaux.
- Archives de pathologie

3.6 RESSOURCES UTILISÉES

3.6.1 Ressources humaines

- Pathologiste .
- tuteur
- Pathologiste et gastro-entérologue.
- Archivistes en pathologie
- Statisticiens responsables du département des statistiques
- Conseiller statistique.

3.6.2 Ressources physiques

- Laboratoire d'histochimie du département de pathologie anatomique de l'hôpital universitaire de Guayaquil.
- Pour l'élaboration des tests de coloration au bleu Alcian : machines, réactifs, filtres, pipettes, micro-ondes, lames et lamelles, entre autres.
- Pour le test de diagnostic : Microscope.

- Moyens du service des statistiques : obtenir des données à partir des dossiers médicaux.
- Archives de pathologie
- Ordinateur
- Imprimante
- Enquête
- Feuilles de papier bond
- Stylos à bille

Chapitre 4

4. ANALYSE ET INTERPRÉTATION DES RÉSULTATS

PATIENTS PRÉSENTANT DES LÉSIONS MÉTAPLASIQUES	105
POSITIF POUR LE CANCER GASTRIQUE	77
PATIENTS SANS LÉSIONS MÉTAPLASIQUES	118
NOMBRE TOTAL DE PATIENTS	300

Tableau N° 1 Source : Hôpital universitaire :

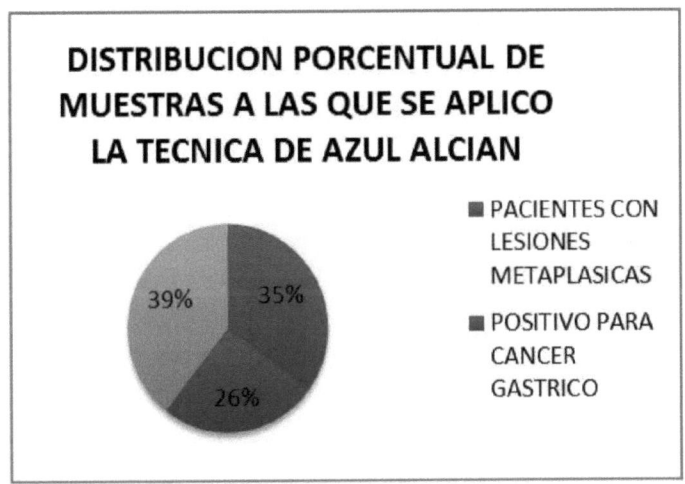

L'analyse des 300 biopsies gastriques, désormais colorées au bleu d'Alcian (AB), a également permis de les classer en fonction du type de métaplasie intestinale.

Graphique N° 1 Source : Hôpital universitaire : auteur

Analyse : sur les 300 dossiers obtenus, 105 présentaient des lésions métaplasiques précancéreuses, 77 un cancer gastrique et 118 aucune lésion métaplasique.

L'âge	Fréquence	Pourcentage
30 - 39	28	27%
40 - 49	32	30%
50 - 59	21	20%
60 - 69	11	11%
70 - 80	13	12%
TOTAL	105	100%

Tableau. N° 2 : Répartition en pourcentage selon l'âge des patients atteints de lésions métaplasiques gastriques. Source : Source : Source : Source : Source : Source : Source : Source : Source : Source : Source : Source : Source : Hôpital universitaire : Auteur

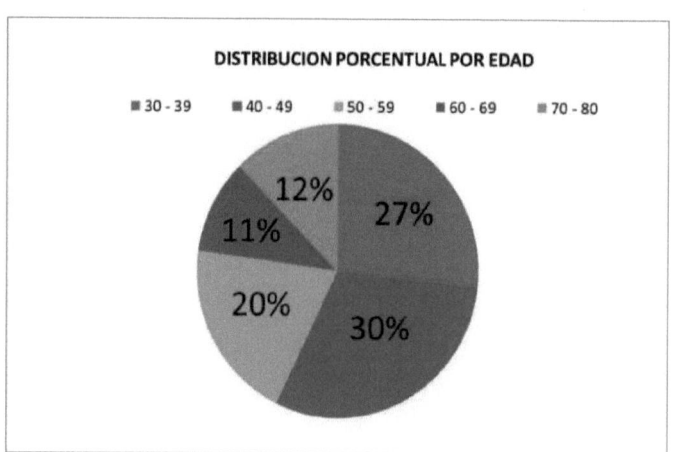

Graph. N° 2 Source : Hôpital universitaire

Analyse : le graphique montre que sur les 105 patients présentant des lésions métaplasiques pré-malignes, le taux d'incidence le plus élevé se situe entre 40 et 49 ans, avec un pourcentage de 30 %.

TYPES DE	FRÉQUENCE	POURCENTAGE
MÉTAPLASIE INTESTINALE COMPLÈTE ET INCOMPLÈTE	28	27%
MÉTAPLASIE INTESTINALE COMPLÈTE	14	13%
MÉTAPLASIE INTESTINALE INCOMPLÈTE	63	60%
TOTAL	105	100%

Tableau N° 3 : Description des types de métaplasie

DISTRIBUCION PORCENTUAL DE PACIENTES SEGUN EL GRADO DE METAPLASIA

- METAPLASICA INTESTINAL COMPLETA E INCOMPLETA
- METAPLASIA INTESTINAL COMPLETA
- METAPLASIA INTESTINAL INCOMPLETA

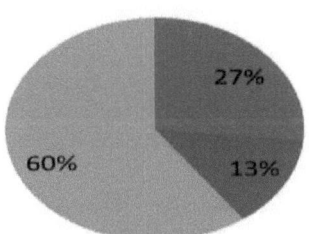

Grafico N° 3 Fuente: Hospital Universitario

Analyse : sur les 105 patients qui ont présenté des lésions gastriques pré-malignes, nous pouvons observer que la métaplasie intestinale complète et incomplète représente un pourcentage de 27% et la métaplasie intestinale complète 13%, la métaplasie intestinale incomplète étant la plus prévalente avec 60%.

Le sexe	Fréquence	Pourcentage
Homme	65	62%
Femme	40	38%
total	105	100%

Tableau N° 4 : répartition de l'échantillon de patients atteints de lésions métaplasiques gastriques selon le sexe et ayant subi la technique du bleu alcian.

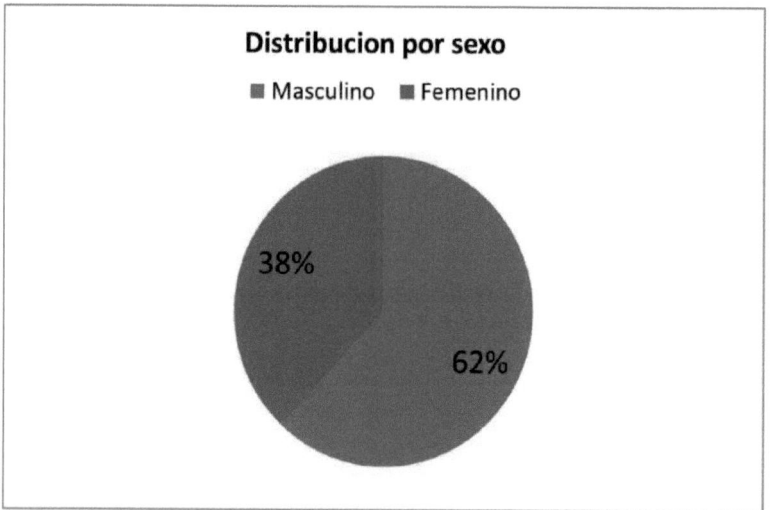

Graphique N° 4 Sources : Hôpital universitaire

Analyse : sur les 105 dossiers de patients présentant des lésions métaplasiques pré-malignes, 38% étaient des femmes et 62% des hommes, ce qui indique une incidence plus élevée de l'infection à Helicobacter pylori affectant l'épithélium gastrique et provoquant des ulcères et certains types de gastrite. Le taux de mortalité par cancer gastrique dans notre pays est de 1437 chez les hommes, soit 61%, et de 917 chez les femmes, soit 39%.

LES TYPES DE	FRÉQUENCE	POURCENTAG
METAPLASICA INTESTINALE COMPLÈTE ET INCOMPLÈTE	28	9%
MÉTAPLASIE INTESTINALE COMPLÈTE	14	5%
MÉTAPLASIE INTESTINALE INCOMPLÈTE	63	21%
PATIENTS ATTEINTS DE CANCER GASTRIQUE	77	26%
PATIENTS SANS LÉSIONS MÉTAPLASIQUES	118	39%
TOTAL	300	100%

Tableau n° 5 : Relation entre les lésions gastriques précancéreuses et le cancer gastrique

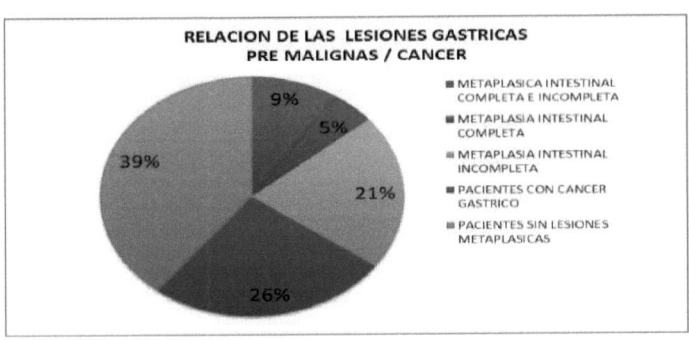

Graphique N° 5 Source : Hôpital universitaire

Analyse : le graphique montre que la métaplasie intestinale incomplète présente le pourcentage le plus élevé de lésions gastriques précancéreuses avec un pourcentage de 21 % et un pourcentage élevé de cancer gastrique.

4.1 DISCUSSION "En Équateur, le cancer est un important problème de santé publique depuis plusieurs années. À titre d'exemple, dans le pays, en 1980, six décès sur 100 étaient causés par le cancer. En 2010, ce pourcentage est passé à 16", affirme Yepez, qui ajoute qu'on estime à 20 000 le nombre de nouveaux cas de cancer diagnostiqués chaque année en Équateur. La plupart d'entre eux se trouvent à Quito et à Guayaquil.

De même, "à Quito, 7 000 nouveaux cas de cancer sont diagnostiqués chaque année, dont la moitié correspond à des personnes qui vivent dans la capitale et l'autre moitié à des personnes qui viennent se faire diagnostiquer depuis d'autres régions de l'Équateur", ajoute le spécialiste.

En outre, environ trois cancers sur 100 surviennent chez les enfants et les jeunes. Bien que ce chiffre soit faible, il est également choquant, étant donné qu'auparavant, on n'imaginait pas qu'un enfant puisse être atteint de cette pathologie.

Hernan Lupera, cancérologue, affirme que dans ses consultations médicales, il n'a pas remarqué d'augmentation des cas de cancer. "Ce qui se passe, c'est que la population augmente en nombre d'habitants et que l'incidence est donc proportionnelle, ajoute l'expert, qui précise que les types de cancer les plus répandus en Équateur sont le cancer du sein, le cancer du col de l'utérus et les lymphomes (ganglions lymphatiques), chez les femmes. Chez les hommes, en revanche, le cancer de la prostate, les lymphomes et les tumeurs du côlon sont liés aux tumeurs de l'estomac et du foie.

Chapitre 5

5. PROPOSITION

5.1 OBJECTIF

Utiliser le bleu alcian comme seule méthode de coloration pour effectuer le processus sur des biopsies gastriques de patients présentant un diagnostic présumé de lésions gastriques pré-malignes.

5.2 OBJECTIF :

Préparer la feuille de collecte de données pour enregistrer par âge et par sexe les patients chez qui une biopsie gastrique a été pratiquée et une coloration au bleu alcian a été utilisée.

5.3 JUSTIFICATION

Il est très important de connaître les types de métaplasie et leurs conséquences sur la santé, les traiter à temps améliorera votre qualité de vie. Elle est facile à détecter grâce à un examen endoscopique et un diagnostic histopathologique utilisant la coloration au bleu Alcian, qui est une méthode histochimique qui aidera à faire un diagnostic opportun et donc à détecter le pourcentage et le type de métaplasie et ainsi réduire la morbidité due au cancer gastrique.

L'enquête a révélé que l'absence de détection à temps des lésions gastriques précancéreuses est un facteur déclenchant du développement du cancer de l'estomac.

L'étude susmentionnée a montré que dans les biopsies gastriques présentant des changements métaplasiques, l'examen initial du tissu coloré avec la technique habituelle de l'hématoxyline-éosine n'a pas permis de détecter les sulfomucines et les sialomucines qui sont présentes dans le tissu métaplasique.

En colorant le même tissu avec le bleu alcian spécial, la différence a pu être observée, car ce colorant est considéré comme une méthode efficace pour la classification des différents types de métaplasie intestinale et aide à l'identification en raison de sa capacité à conserver les mucosubstances telles que les sulfomucines dans une forte couleur bleue, tandis que les sialomucines sont colorées en bleu.

La métaplasie intestinale a également été classée en fonction de l'histochimie des mucines formées. La mucine est une glycoprotéine de haut poids moléculaire caractérisée par des chaînes complexes d'oligosaccharides liées aux protéines par des liaisons O-glycosidiques. Il a été observé que ces glycoprotéines sont modifiées structurellement et fonctionnellement en réponse à des processus inflammatoires ou à une dégénérescence cancéreuse.

La métaplasie complète ou type I produit des sialomucines sécrétées par ses cellules à gobelet, tandis que ses cellules cylindriques ne sont pas sécrétrices. La métaplasie incomplète de type II est subdivisée en IIA lorsque les cellules à gobelet sécrètent des sialomucines et parfois des sulfomucines et que les cellules cylindriques sécrètent des sialomucines et/ou des mucines neutres. En revanche, dans la métaplasie incomplète de type IIB ou III, les cellules à gobelet sécrètent également des sialomucines et/ou des sulfomucines, mais les cellules cylindriques sécrètent principalement des sulfomucines.

La métaplasie intestinale incomplète a comme caractéristique histologique la présence d'un plus grand nombre de cellules de gobelet que la métaplasie intestinale complète, afin de démontrer la valeur de la classification morphologique nous avons choisi la coloration au bleu alcian comme standard de concordance, parmi ses avantages elle est économique, rapide et a une spécificité de 100% dans l'identification de la métaplasie intestinale incomplète.

Parmi ses avantages, elle est économique, rapide et a une spécificité de 100% dans l'identification de la métaplasie intestinale incomplète. Cette pratique histochimique est d'une grande aide car elle nous permettra d'établir un diagnostic adéquat et opportun.

Type de Métaplasie		Cellules de gobelet	Cellules Colonnes
Complète	Type I	Sialomucines	Non secret
Incomplet II	o Type	Sialomucines (sulfomucines occasionnelles)	Sialomucines et/ou Mucines neutres

Tableau n° 6 Types de cellules dans la métaplasie
Auteur de la source

5.4 CLASSIFICATION DE LA MÉTAPLASIE INTESTINALE

Métaplasie	Sous-classification
Type d'intestin grêle ou complet	Type I
Incomplet ou Type Colonica	Type II

Tableau n° 7 : classification de la métaplasie intestinale

Métaplasie	Mucine	Sulfatation de la	Couleur de la teinture

Type d'intestin grêle ou complet	Sialomucines	Non sulfaté	Bleu Pâle ou Incolore	
Incomplet oType Colonica	Sulfomucines (prédominantes)	Sulfaté	StrongBlue	■
	et/ou Sialomucines	Non sulfaté		

Tableau *n°* 8 : Couleur de la coloration au bleu d'Alcian en fonction du type de mucines

5.7 MÉTHODE HISTOCHIMIQUE :
TECHNIQUE DE COLORATION AU BLEU ALCIAN DES MUCOPOLYSACCHARIDES ACIDES

Cette coloration est une méthode histochimique pour les mucopolysaccharides.

Les mucines sont des polysaccharides contenant de l'hexasamine qui sont liés de façon valente à des quantités variables de protéines. Les groupes d'hexoses libres sont liés à certaines molécules acides qui leur confèrent leur réactivité histochimique. Les colorants d'Alcian appartiennent au groupe des cuprophtalocyanines, substances bleues solubles dans l'eau dont la composition moléculaire contient du cuivre (AFIP, 1992).

Le bleu alcian, comme les autres colorants alcianiques, est un composé chimique dérivé du groupe des phtalocyanines ou, en d'autres termes, des molécules ayant un atome de cuivre central autour duquel sont disposés quatre anneaux d'azote aromatiques.

En général, toutes ces substances sont basiques et se lient aux groupes acides des mucopolysaccharides, ce qui entraîne la formation d'un composé salin entre les deux, principalement lorsque le pH est suffisamment acide. Cette liaison transforme le colorant en un pigment insoluble, le bleu vif Monatral.

En relation avec ce phénomène, il a été constaté que, lorsqu'il est utilisé dans des conditions de pH de l'ordre de 2,4 - 2,6, le bleu Alcian colore non seulement les mucopolysaccharides acides sulfatés (sulfomucines) mais aussi et surtout les groupes carboxyliques des acides uroniques. En revanche, s'il est utilisé à un pH très bas (environ 1), les groupes sulfatés restent facilement ionisables, alors que les mucopolysaccharides acides non sulfatés (sialomucines) perdent cette capacité, de sorte que seuls les premiers sont colorés.

Si le pH est encore abaissé à 0,5, la sélectivité de la coloration augmente, seuls les mucopolysaccharides acides les plus fortement sulfatés (sulfomucines), et donc ceux qui ont une capacité d'ionisation plus élevée, continuent d'être colorés. Dans ces conditions, les mucopolysaccharides acides non sulfatés (sialomucines) peuvent être faiblement ou pas du tout colorés.

Le pH de la solution de bleu Alcian peut être modifié pour distinguer la différence de sulfatation des mucines. La muqueuse gastrique de l'estomac est constituée de cellules sécrétant des mucines.

Ces cellules contiennent des tenmucopolysaccharides neutres qui ne se colorent normalement pas au bleu Alcian. Toutefois, dans certaines circonstances, il peut y avoir des changements positifs dans la coloration avec une très faible couleur bleuâtre observée.

5.8 PROCÉDURE TECHNIQUE POUR LABORATOIRE

Fixation : formol tamponné à 10 %.
Solutions :

Filtrer avant utilisation. Les solutions sont stables pendant environ 2 semaines.

Mode de fonctionnement :
- Décirage et hydratation.
- Solution souhaitée de bleu alcian pendant 30 minutes.
- Si la solution PH2.5 est utilisée, laver à l'eau distillée, sinon, si l'une des deux autres solutions est utilisée, sécher simplement avec du papier filtre.
- Contraster si nécessaire avec le rouge nucléaire.
- Déshydrater rapidement, rincer et assembler.

Résultats :

Bleu Alcian à pH 2,5 : Partie principale des mucopolysaccharides acides Bleu

Bleu Alcian à PH 1 : mucopolysaccharides acides sulfatés Bleu

Bleu alcian à pH 0,5 : mucopolysaccharides fortement sulfatés Bleu

Technique du bleu alcian

Il a été démontré qu'en utilisant le bleu alcian dans des conditions de pH autour de 2,4 -2,6, les mucopolysaccharides acides sulfatés et les acides carboxyliques sont colorés.

En revanche, s'il est utilisé à un pH très bas, de l'ordre de 1, seuls les mucopolysaccharides sulfatés sont colorés, les acides carboxyliques ne le sont pas.

Une nouvelle diminution du pH à 0,5 augmente la sélectivité de la coloration et, dans ce cas, seuls les mucopolysaccharides fortement sulfatés sont colorés.

Procédure technique de laboratoire :

Fixation : 4% de formol.

Solutions :

Bleu alcian à pH 2,5 :
- ■ Bleu alcian (C.I. 74240) .... 1 g.
- ■ Acide acétique 3%100 .... ml.
- Bleu alcian à pH 1 :
- ■ Bleu alcian1 .... g.
- HCl 0,1 N100 .... ml.

Bleu alcian à pH 0,5 :
Bleu alcian1 .... g.
- HCl 0,5 .... N100ml .

Filtrer toutes les solutions avant de les utiliser.

Les solutions sont stables pendant environ 2 semaines. Une solution de rouge nucléaire à 1 % peut être utilisée comme colorant de contraste.

Mode de fonctionnement :

- Décirage et hydratation.
- Traiter avec la solution de bleu alcian souhaitée pendant 30 minutes.
- Si la solution à pH 2,5 a été utilisée, laver à l'eau (d) ; si l'une des deux autres a été utilisée, sécher uniquement avec du papier filtre.
- Contraster éventuellement avec le rouge nucléaire.
- Déshydrater, rincer et assembler.

Résultats :

Bleu Alcian à pH 2,5, les mucopolysaccharides acides (carboxyle et sulfate) sont colorés en bleu.

Bleu Alcian à pH 1 : seuls les mucopolysaccharides acides sulfatés sont colorés en bleu.

Bleu alcian à pH 0,5 : seuls les mucopolysaccharides acides fortement sulfatés sont colorés en bleu.

Chapitre 6

6 CONCLUSIONS

Utiliser le bleu alcian comme seule méthode de coloration pour effectuer le processus sur des biopsies gastriques de patients présentant un diagnostic présumé de lésions gastriques pré-malignes.

Il est très important de connaître les types de métaplasie et leurs conséquences sur la santé, les traiter à temps améliorera votre qualité de vie. Elle est facile à détecter grâce à un examen endoscopique et un diagnostic histopathologique utilisant la coloration au bleu Alcian, qui est une méthode histochimique qui aidera à faire un diagnostic opportun et donc à détecter le pourcentage et le type de métaplasie et ainsi réduire la morbidité due au cancer gastrique.

L'enquête a révélé que l'absence de détection à temps des lésions gastriques précancéreuses est un facteur déclenchant du développement du cancer de l'estomac.

L'étude susmentionnée a montré que dans les biopsies gastriques présentant des changements métaplasiques, l'examen initial du tissu coloré avec la technique habituelle de l'hématoxyline-éosine n'a pas permis de détecter les sulfomucines et les sialomucines qui sont présentes dans le tissu métaplasique.

En colorant le même tissu avec le bleu alcian spécial, la différence a pu être observée, car ce colorant est considéré comme une méthode efficace pour la classification des différents types de métaplasie intestinale et aide à l'identification en raison de sa capacité à conserver les mucosubstances telles que les sulfomucines dans une forte couleur bleue, tandis que les sialomucines sont colorées en bleu.

La métaplasie intestinale a également été classée en fonction de l'histochimie des mucines formées. La mucine est une glycoprotéine de haut poids moléculaire caractérisée par des chaînes complexes d'oligosaccharides liées aux protéines par des liaisons O-glycosidiques. Il a été observé que ces glycoprotéines sont modifiées structurellement et fonctionnellement en réponse à des processus inflammatoires ou à une dégénérescence cancéreuse.

La métaplasie complète ou type I produit des sialomucines sécrétées par ses cellules à gobelet, tandis que ses cellules cylindriques ne sont pas sécrétrices. La métaplasie incomplète de type II est subdivisée en IIA lorsque les cellules à gobelet sécrètent des sialomucines et parfois des sulfomucines et que les cellules cylindriques sécrètent des sialomucines et/ou des mucines neutres. En revanche, dans la métaplasie incomplète de type IIB ou III, les cellules à gobelet sécrètent également des sialomucines et/ou des sulfomucines, mais les cellules cylindriques sécrètent principalement des sulfomucines.

La métaplasie intestinale incomplète se caractérise histologiquement par la présence d'un plus grand nombre de cellules de gobelet que la métaplasie intestinale complète. Afin de démontrer la valeur de la classification morphologique, nous avons choisi la coloration au bleu alcian comme modèle de concordance, Cette pratique histochimique est d'une grande utilité car elle nous permettra d'établir un diagnostic adéquat et opportun.

RECOMMANDATIONS

Le diagnostic de métaplasie intestinale complète ou incomplète nécessite un traitement opportun et approprié pour le patient, c'est pourquoi un diagnostic différentiel précis est recommandé.

Appliquer la technique histochimique du bleu alcian à toutes les biopsies gastriques qui entrent dans le laboratoire d'anatomie pathologique de l'hôpital universitaire de Guayaquil.

Abandonner la méthode de coloration à l'hématoxyline et à l'éosine dans le processus de biopsie gastrique.

Établir une ligne de communication entre l'anatomopathologiste et le personnel technique du laboratoire d'anatomopathologie, afin de parvenir à un diagnostic précis dans l'intérêt du patient, de sorte qu'il puisse être orienté vers un traitement opportun.

Sensibiliser les patients au risque d'évolution vers un cancer en cas de non-détection à temps de lésions gastriques pré-malignes.

Mener d'autres recherches dans ce domaine et les extrapoler à d'autres hôpitaux du ministère de la santé publique.

BIBLIOGRAPHIE

1) (AFIP), I. D. (1992). MÉTHODES HISTOTECHNOLOGIQUES. ETATS-UNIS : CLARA S. HEFFESS, M.D., FLORABEL G. MULLICK, M.D.

2) ABREU, L. (2007). GASTROENTEROLOGIA ENDOSCOPIA DIAGNOSTICA Y TERAPEUTICA. MEXICO : PANAMERICANA.

3) ANDERSON, J. (1886). ANDERSON "S PATHOLOGY .UNITED STATES : INTERAMERICANA .

4) ANDERSON, J. (1986). ANATOMIE PATHOLOGIQUE ET

    ANATOMIAGENERAL
    MEXICO :
    INTERAMÉRICAINE.

5) ASAKA M, T. H. (1997). WHAT ROLE DOES HELICOBACTER PYLORI PLAY IN GASTRIC CANCER. NEW YORK : Harper Collins.

6) C., H. (1992). HELICOBACTER PYLORI. THE AFRICAN : EDITORIAL BOARD.

7) CASSARO, M. (2000). TOPOGRAPHIC PATTERNS OF INTESTINAL METAPLASIA AND GASTRIC.UNITED STATES : PAN AMERICAN .

8) CORDOVA, D. L. (2001). ENDOSCOPIC PROCEDURES IN GASTROENTEROLOGY. MEXICO : PANAMERICANA .

9) CRISTOPHER, D. (1988). TREATISE ON SURGICAL PATHOLOGY. ÉTATS-UNIS : SABISTON DC.

10) DANKHE (1986). la comunicacion humana : ciencia social. MEXICO D.F. : McGrawhill.

11) DANKHE, D. G. (1986). RECHERCHE ET COMMUNICATION. MEXICO D.F. : McGrawhill.

12) Dankhe, G. L. (1976). Recherche et communication, dans C. Fernandez-Collado et G.L. Dankhe. "La communication humaine : une science sociale".

13) DE LA RIVA S, M.-N. M. (2004). CARCINOGENESIS GASTRICA. LIMA : EDITORA ABC PERU S.A.C.

14) DIAZ, E. L. (2003). "MALADIES DE L'APPAREIL DIGESTIF" (Vol. 66). MEXICO : HEDIGRAFIC.

15) FILIPE, J. (1986). THE MUCIN PROFILE OF NORMAL GASTRIC EPITHELIUM.NEW YORK : Edingburgh.

16) HAM, A. W. (1967). UN TRAITÉ D'HISTOLOGIE. MEXICO : INTERAMERICANA.

17) HELLER, M. (2004). ENFERMEDADES NEOPLASICAS. LIMA : AZUL EDITORES.

18) HSU P, L. K. (2007). HELICOBACTER PYLORI INFECTION AND THE RISK OF GASTRIC MALIGNANCY. NEW YORK : Harper Collins.

19) HUMAN, C. P. (1992). GASTRIC CARCINOGENESIS, NEW YORK : Pearson.

20) JAMES, D. I.-L. (1986). ANDERSON "S PATHOLOGIE.MEXICO : PANAMERICANA.

21) KIM N, P. Y. (2008). PREVALENCE AND RISK FACTORS OF ATROHIC GASTRIS. NEW YORK : Hachette Book Group USA.

22) LATARJET MICHEL, A. R. (2004). ANATOMIA HUMANA. BUENOS AIRES : PANAMERICANA.

23) LATARJET, L. T.-A. (1996). ANATOMIA HUMANA TOPOGRAFICA. MEXICO : SALVAT.

24) M., D. D. (2004). ANATOMIE APPLIQUÉE ET ANORMALIES OF THE STOMACH (Vol. 4). ÉTATS-UNIS : BOCKUS LA GASTRO-ENTÉROLOGIE.

25) PAPET (2004). Cancer gastrico precoz. Lima : AZUL EDITORIALES.

26) PARKIN DM, B. F. (2002). Global cancer statistics. NEW YORK : Hachette Book Group USA.

27) QUIROZ, F. (1953). TRATADO DE ANTOMIA HUMANA. MEXICO : PORRUA TOMO III.

28) R, P. (2010). PRÉVALENCE DE L'HÉLICOBACTER PYLORI. LIMA: NELARA EDICIONES SAC INTERNATIONAL.

29) RAMIREZ, M. D. (2003). VARIACION DE LA PREVALENCIA DEL HELICOBACTER PYLORI. LIMA : MASTER LIBROS EDITORIAL.

30) RAMOS, R. (2006). HELICOBACTER PYLORI. LIMA : SANTA.

31) ROBBINS, S. (2004). PATHOLOGIE STRUCTURELLE ET FONCTIONNELLE. MEXICO : INTERAMERICANA.

32) TESTUT, L. (1996). ANATOMIE DESCRIPTIVE. MEXICO : SALVAT EDITORES S.A.

33) TORTORA, D. (2013). PRINCIPES D'ANATOMIE ET DE PATHOLOGIE . MEXICO : PANAMERICANA .

34) WU MS, C. C. (2005). LEUR IMPACT SUR LES DE L'INFLAMMATION GASTRIQUE À LA TOCCINOGÉNÈSE ET À L'INFLAMMATION GASTRIQUE. DEVELOPPEMENT.NEW YORK: Workman Publication.

ANNEXES

MÉTHODE DE COLORATION AU BLEU ALCIAN ÉTAPE PAR ÉTAPE

Première partie de la procédure

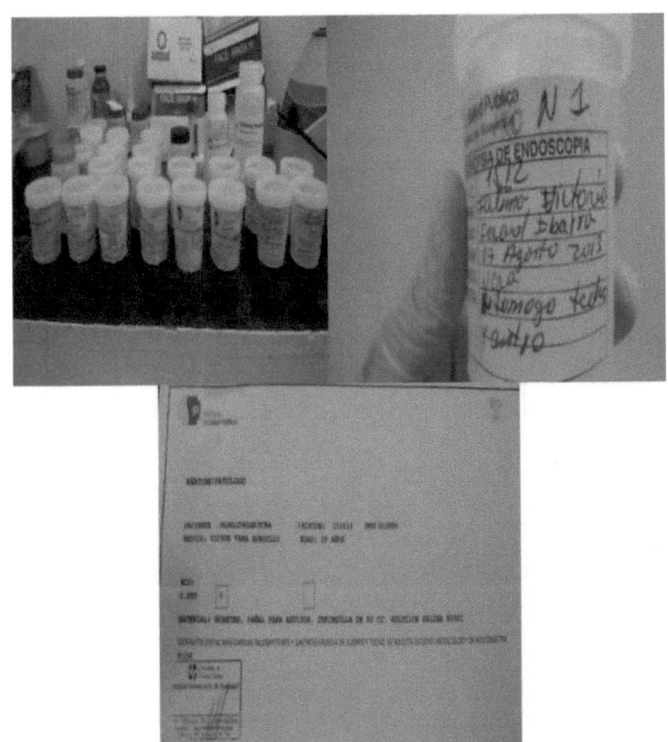

Réception d'échantillons dans l'ordre.

Emballage étiqueté avec le code.

Fiche d'information avec les données du patient et de l'échantillon.

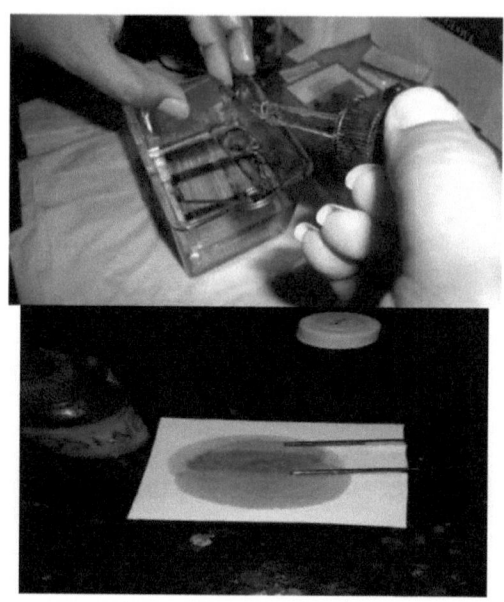

Après avoir placé l'échantillon sur le papier filtre, déposez 5 gouttes d'éosine sur l'échantillon. Le papier filtre est plié et rangé dans la cassette en plastique, étiqueté et codé.

Deuxième partie de la procédure

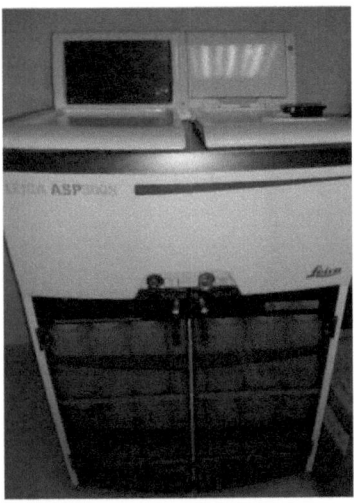

Fixation de l'échantillon : dans un récipient contenant du formol tamponné à 10 %, l'échantillon est fixé pendant 24 heures. Avant le traitement, les échantillons sont lavés avec de l'eau normale et placés dans le processeur de tissus ; ce processus dure 8 heures.

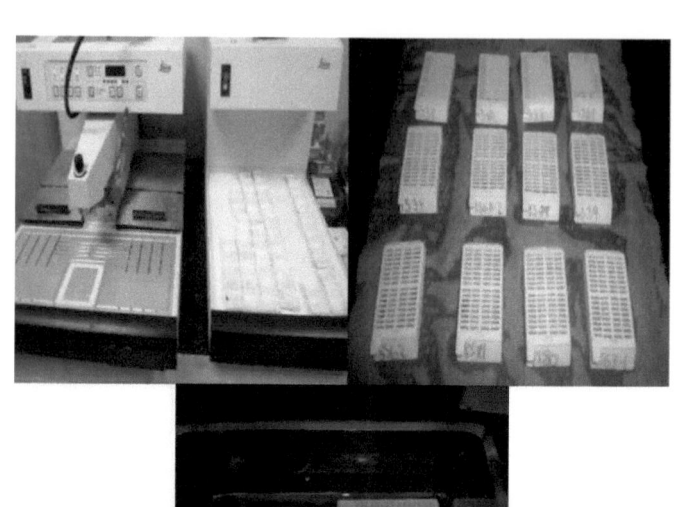

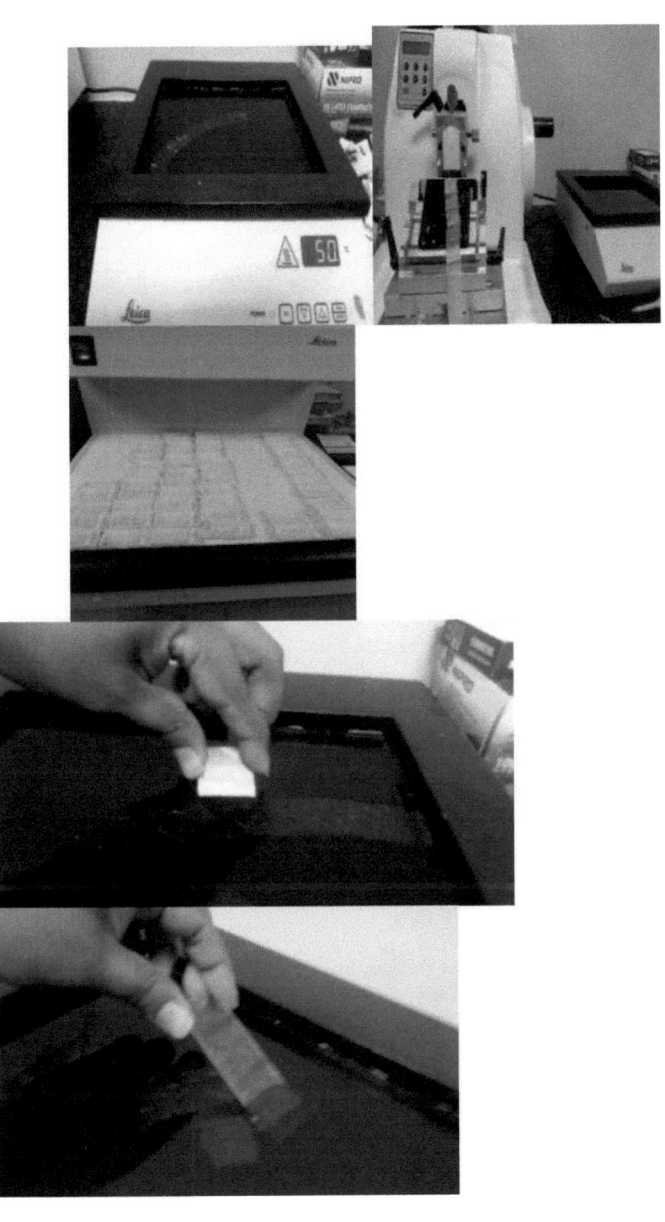

Le tissu est placé dans le distributeur de paraffine chaude. Il est ensuite placé dans le refroidisseur de paraffine.

Le bloc est placé dans le microtome pour réaliser les coupes de tissus.

Le tissu retiré du microtome est placé dans le flotteur de tissu. Lorsque le tissu surnageant est trouvé, nous procédons à la pêche.

Laisser sécher les plaques pendant 5 minutes, puis les placer dans le four pour déparaffiner les tissus pendant 20 à 30 minutes.

Quatrième étape de la procédure

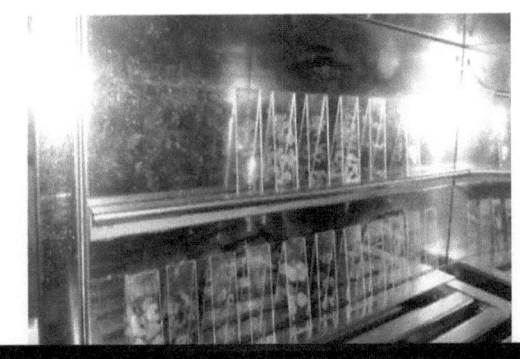
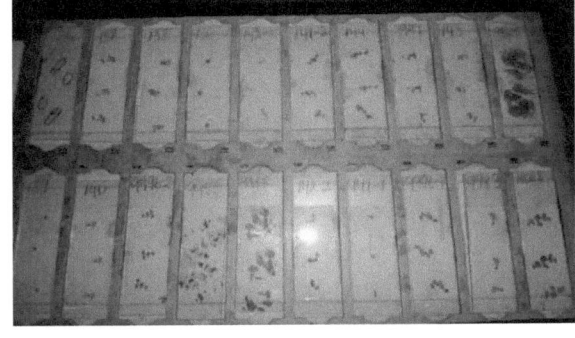

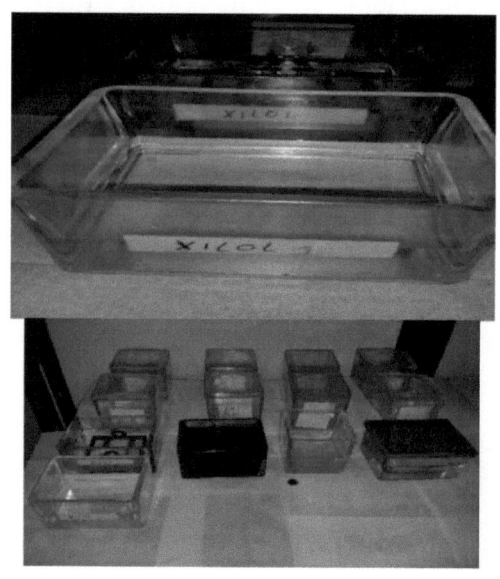

Les plaques sont placées dans le support, refroidies pendant 5 minutes et immergées dans du xylol pendant deux minutes pour le déparaffinage.

Il est ensuite immergé dans de l'alcool absolu ou de l'éthanol pour s'hydrater, puis dans de l'alcool de bouche.

Le bleu alcian est appliqué pendant 30 minutes.

L'échantillon est ensuite placé dans de l'eau distillée et rincé deux fois.

Sécher avec du papier filtre, placer dans le portoir avec les plaques de xylol nettoyées.

Le couvercle de l'objet est placé, les résidus sont essuyés avec une gaze propre.
Les échantillons sont alors prêts à être diagnostiqués.

IMAGES DE LA ZONE ET DU MAÎTRE
(DÉPARTEMENT DE PATHOLOGIE)

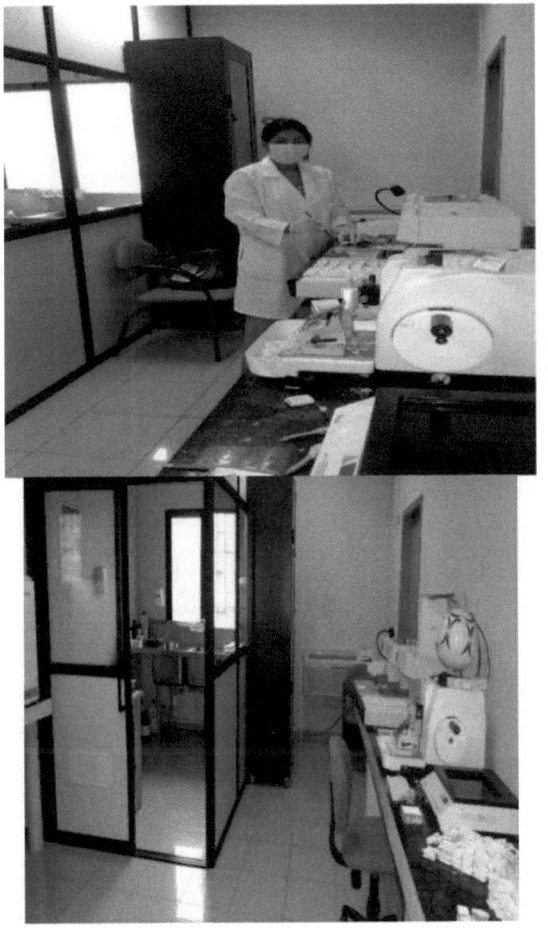

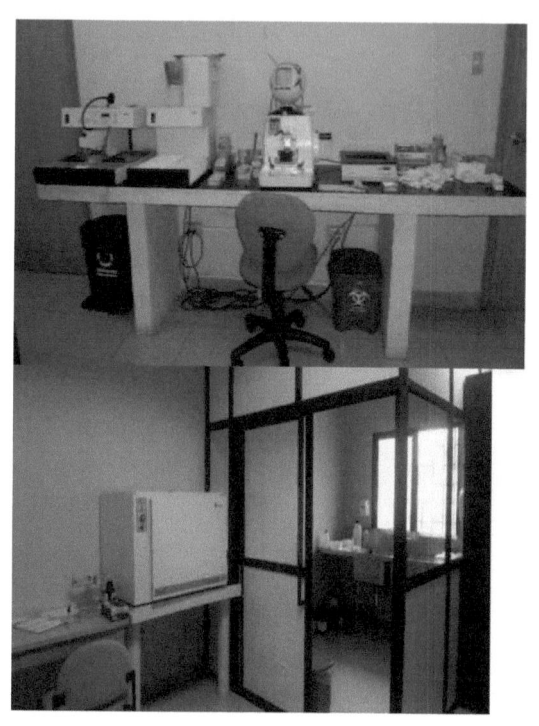

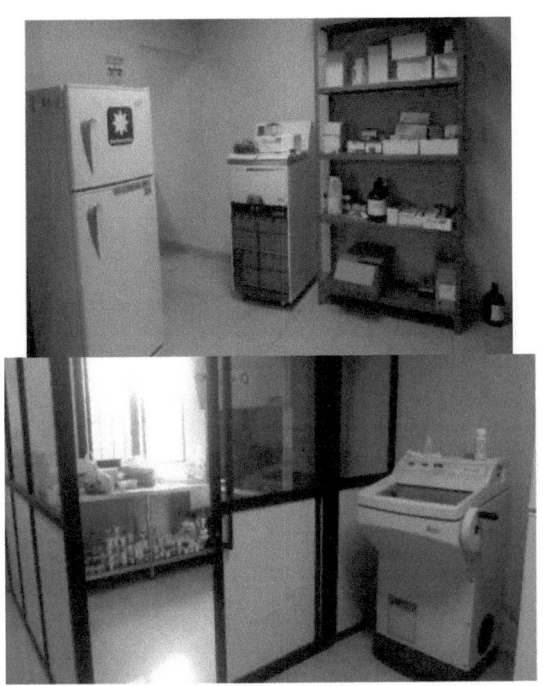

LES DROITS PROPRES DE L'AUTEUR

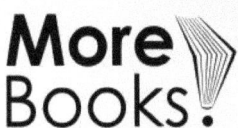 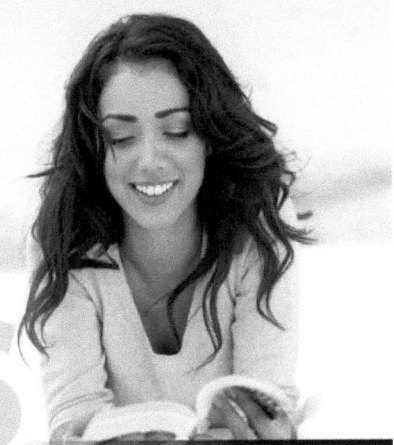

I want morebooks!

Buy your books fast and straightforward online - at one of world's fastest growing online book stores! Environmentally sound due to Print-on-Demand technologies.

Buy your books online at
www.morebooks.shop

Achetez vos livres en ligne, vite et bien, sur l'une des librairies en ligne les plus performantes au monde!
En protégeant nos ressources et notre environnement grâce à l'impression à la demande.

La librairie en ligne pour acheter plus vite
www.morebooks.shop

 info@omniscriptum.com
www.omniscriptum.com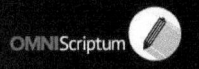

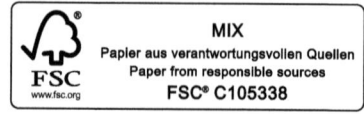

Printed by Books on Demand GmbH, Norderstedt / Germany